あなたを殺す
サイコパス

松井

幻冬舎MC

はじめに

「サイコパス」

この言葉を聞くと、チェーンソーで平気で人を殺すホラー映画の登場人物や無差別に大量虐殺を行うような殺人鬼をイメージし、自分の周りにはいない、自分とはまったく関係がないと思う人が多いと思います。

しかし、サイコパスとは残虐な殺人を行う人のことだけを指すのではありません。サイコパスの特徴として、「冷淡であり共感性が欠如している」「良心に乏しく罪悪感を覚えることがない」「病的な虚言がある」「口が達者で魅力的」などが挙げられます。程度の差はありますが、これらの特徴に当てはまる人は多く存在しているはずです。

実際にアメリカの犯罪心理学者の調査によると、アメリカでは人口の４％、日本を含む東南アジアでは人口の１％がサイコパスであるというデータもあります。このデータから、２０２２年（令和４年）現在では約１２５万人のサイコパスが日本に存在すると推定されるのです。１００人いればそのうちの一人がサイコパスである可能性があるのです。

特に経営者や弁護士など社会的地位の高い人や成功者のなかにサイコパスは多いともいわれています。彼らは時に感情に左右されることなく冷淡な決断をする必要があります。その決断力に長けている人はサイコパス的性向をもち合わせていることが多いのです。歴史を遡っていくと古今東西の権力者たちのなかにはのちにサイコパスといわれる人たちが存在していました。当時は民衆にとってカリスマ的な存在で絶大な信頼を集め、成功者とされていた人たちです。しかし、その権力者が行った残虐な行為への批判が膨らんでいき、その後、権力者が処罰されるという結果になったケースも少なくありません。

私自身院長として病院経営を行っていますが、信頼し右腕だと思っていた経営コンサルタントがまさにサイコパスだったため被害を受けたという苦い経験があります。また現代の世界に目を向ければ、戦争や虐殺、迫害によって罪のない多くの人たちの血が流れている現実があり、国の運命まで危うくするサイコパスが指導者として国家のトップに君臨していることにも気づきました。自身の経験と気づきからいかにサイコパスが人類にとって有害であるかを示し、この人の仮面を被った奴らにどう対応すべきなのかを知らしめたいと思ったのです。

本書では医学的見地からサイコパスの正体に迫るとともに、歴史上実在した権力者などサイコパスといわれた人たちの行動をひもとき、彼らが社会にどのような悪影響を及ぼしてきたのかを述べていきます。また著名な権力者だけでなく、同僚や友人、家族などごく身近にサイコパスは潜んでいることを知ってもらうことで、一見、普通の人間のように見えて冷酷な裏の顔をもっているサイコパスを見極める力を身につけてほしいのです。そして我々は真に危険なサイコパスをいかにして社会の頂点に君臨させないかを検討する必要があります。

本書によって、サイコパスによる被害に遭う人が一人でも少なくなるよう切に願っています。

あなたを殺すサイコパス　目次

［第4章］　会社、友人、家族……

あなたのすぐそばにもサイコパスは存在する

［第5章］トラブルに巻き込まれる前に……

［第1章］

精神病質者・サイコパス

サイコパスが引き起こしたといわれる身近な事件

数年に一度、無差別殺人などのメディアをにぎわせる凄惨な事件が起きています。テレビや新聞、ネットニュースなどで事件の詳細を知ると、あまりにもグロテスクな内容に衝撃を受けることが多々あります。過去から今日までの数々の凶悪犯罪をひもといてみると日本国内でも実に多くの事件が起きてきたことが分かります。

戦前の事件としてその残虐性が話題となったのが、横溝正史の小説『八つ墓村』や西村望の小説『丑三つの村』のモチーフにもなった、1938年（昭和13年）の岡山県苫田郡西加茂村（現津山市）で起きた『津山三十人殺し事件』です。同村の住人である男が、日本刀と猟銃などでわずか2時間ほどの間に28人を殺害し、事件直後に重軽傷となった5人のうち2人もその後に亡くなったという壮絶な事件でした。

2001年（平成13年）6月にも大阪府池田市の大阪教育大学附属小学校で世を震撼させた事件が起きています。犯人の男によって小学生が無差別に切り付けられ、8人の児童が死亡、13人の児童と2人の教職員の計15人が重軽傷を負いました。

２０１９年（令和元年）７月には京都市伏見区の京都アニメーションの社屋が放火され社員36人が死亡、33人が負傷するという事件も起きています。犯人の男は、以前同社へ応募した作品が採用されなかったことに対して逆恨みをしていたという身勝手な理由から犯行に及んだと述べています。

２０２１年（令和３年）８月には小田急線内で、10人の男女が男によって切り付けられ、うち20代の女子大生が重傷を負ったという事件も起きています。死者は出なかったものの、犯人は「６年くらい前から、勝ち組っぽい幸せそうな女性なら誰でも殺したかった」という犯行の理由を述べたそうです。女性を標的にした殺人＝フェミサイドとしてニュースで盛んに取り上げられました。

このような残虐な事件を起こす犯人は男性だけではありません。女性による事件も数多く生じています。

２００７年（平成19年）から２０１３年（平成25年）には、夫や交際していた４人の男性に青酸化合物を飲ませ、３人を殺害したという事件もありました。この女はこれまでに結婚、交際をしていた男性から10億円もの巨額の遺産を相続していたことがのちに判明したのです。一時期、小説や映画などで資産のある高齢男性を狙った「後妻業」が話題になりましたが、まさに優しさや心遣いを見せ男心をくすぐるその裏で、高齢の男性をたぶらかして弄びお金を巻き上げ、殺害するという恐るべき事件です。

２００６年（平成18年）に秋田で起きた児童連続殺害事件も狂気をはらんでいました。女が自らの手によって娘を殺害したにもかかわらず、娘を何者かによって殺された悲劇の母としてメディアに登場しました。その間に近所の男の子も殺害し、その後殺人の容疑で逮捕されるまでのうのうと暮らし続けていたのです。

２０２１年（令和３年）には、夫のＤＶ（ドメスティック・バイオレンス）に対する積年の恨みから、当時83歳だった夫をノコギリで惨殺し「スッキリした」と言った76歳の女性による事件もありました。

このような猟奇的殺人、異常犯罪を起こす人はサイコパスである可能性が高く、カナダの心理学者、ロバート・Ｄ・ヘア氏が行った調査によると、刑務所にいる受刑者の20％程度がサイコパスであったと報告されています。

イギリスの映画監督アルフレッド・ヒッチコック氏による『サイコ』（アンソニー・

パーキンス主演）という作品や、アメリカの小説家トマス・ハリス氏の『羊たちの沈黙』などのシリーズでは猟奇的な殺人鬼が描かれ話題となりました。

しかしサイコパスとは、そのような残忍な殺人犯だけのことを指すのではないのです。

サイコパスの定義

サイコパスは、精神医学の世界的基準であるアメリカの精神疾患分類ＤＳＭ‐５（精神障害／疾患の診断の統計マニュアル　第５版）で反社会性パーソナリティ障害と定義されています。

反社会性パーソナリティ障害であるかどうかの診断基準は次の７つです。

１　法律にかなって規範に従うことができない、逮捕に値する行為を抑えられない
２　自己の利益のために人を騙す
３　衝動的で計画性がない
４　喧嘩や暴力が伴う不機嫌な反応
５　自分や他人の安全を考えられない

6　責任感がない
7　良心の呵責がない

この基準を見ると私たちの周囲でも思い当たる、「かなり性格の悪い人」という感じもしますが、「反社会性」というのがポイントです。

反社会性パーソナリティ障害とされるサイコパスは、社会の規則を気にせず、周囲の人をだしに使ったり、傷つけたりすることに対して少しも悪いと思わないため、違法行為に及んだり、他人の生活に悪い影響を及ぼすのです。

ただし反社会的な行為を行うことはあるにしても、それが殺人にまでエスカレートするというのはごくわずかです。

またサイコパスには、他人に対する共感や痛みなどを感じる脳の分野の働きが低いという特徴もあります。

もともと脳に欠陥がある先天性（遺伝）の場合もあれば、後天性（育った環境など）の場合もあり、その両方が関連することもあるのです。ですからサイコパスを生まれもった病気としてとらえるのか、経験や環境によって形成されたものととらえるのかはなかなか難しいといえます。

またサイコパスと言い切っていいのかサイコパス的な性格をもっている人というべきなのかも難しいのです。

したがって本書で私が記すサイコパスは、これらをすべて包括した意味合いで使っています。

サイコパスの特徴

サイコパスには表の顔と裏の顔があるといわれています。

表の顔としては機知に富みコミュニケーションがうまく、快活で世話好きです。頭の回転が速く、決断力があり、知的な感じがして魅力的なため、異性からも人気を集めるのが特徴です。

一方、裏の顔としては生意気で傲慢、尊大であり、人の感情を逆撫でするようなことを平気で言うことがあります。そして冷淡・冷酷で威圧的だったり、無慈悲で良心が欠如していて、他人の痛みに対する共感性がありません。したがって、相手を苦しめても何の罪悪感も感じないのです。人の心や人権、尊厳を平気で踏みにじる行動をとることもできるのです。ほかにも利己的であり、自分の非を認めない傾向があります。自己矛盾に関心がなく、平然と嘘をつき、相手の弱みにつけ込み、他人を操ろうとすることもあります。

これらのマイナス面のすべてが当てはまる人は、日常において少し付き合えばサイコパスではないかとすぐに疑うはずです。しかしここまでで挙げた性質や行動のいくつかが見え隠れしていたり、表向きは良い部分を出してマイナス面を見えにくくしているサイコパスもいます。このようなサイコパスは「隠れサイコパス」と呼ばれ、世のなかにたくさん存在しているといわれています。

ほかにもサイコパスと分かりにくい人々を「マイルドサイコパス」あるいは「向社会性サイコパス」という言い方をすることもあります。

これらの気づきにくいサイコパスにこそ日常生活では注意が必要なのです。もちろんサイコパスのプラス面を大いに発揮し社会に貢献して、成功している人も大勢います。ただし、有史以来戦争を起こし多くの人の命を奪って民衆を分断させる指導者のなかには、強烈な反社会性サイコパスが存在します。

サイコパスは不安や恐怖を感じないという性質があるので、利益を得るためや目的を達成するために、実利的で冷徹な判断や行動をすることができます。また会話がうまくジョークを交えながら夢を語ったりするため人気を集めます。元気がよくて、自分の利益のためならシャカリキに働くので周囲に認められやすいのです。

しかしその裏にはやはりマイナス面が潜んでいる場合があります。他者に対する思いやり、同情などの感情はもっていないのに自分に有利な場合だけ共感しているふりをします。そして話をでっち上げたり、経歴詐称をしていたり、罪や恥の意識が欠如していたりします。人の迷惑になることをなんとも思わず、目的を果たすためには冷徹に行動します。彼らには理性というブレーキが存在していないのです。嘘が明らかになったときにも平然としていて反省しません。むしろ自分のほうが被害者のような顔をして、同情されようと嘘泣きをしたり、逆ギレしたりすることもあります。

さらに後悔や罪悪感がないため、犯罪をしたあとにも平然と仕事をしていたり日常生活を送ったりしているケースも多いのです。食欲、性欲、睡眠欲など本能のおもむくままに行動するところもあります。
ごく普通の人のなかにもこのようなサイコパス的性向が見え隠れすることはあります
し、その度合いは個人差があるため、それを見抜くのはなかなか難しいこともあります。
オックスフォード大学感情神経科学センター教授のケヴィン・ダットン博士は、人格を形づくる性質のなかには、もともと次のサイコパス的な要素が含まれているという分析をしています。

1　非情さ
2　魅力
3　一点集中力
4　精神の強靭さ
5　恐怖心の欠如
6　マインドフルネス（現在や目の前にあることに集中する感覚）

7　行動力

社会的に成功している人は、これらの性質をうまく発揮して、重大な場面であればあるほど冷静でいられリスクを恐れず、罪悪感や良心の呵責に苛まれないで行動できるというサイコパス的性向をプラスに転じさせているのだというのです。

ところがこれらの性向が反転すると、部下や側近に対して強烈に圧力をかけたり行動を強制したりして、関わりをもつ人間たちにとってはありがたくないサイコパスとしてのマイナス面が現れてくることがあるのです。

サイコパスの特徴について、こんな見方もあります。

バージニア大学心理学部教授で社会心理学者のジョナサン・ハイト氏が「道徳心の分類」というものを唱えています。

1　他人に危害を加えない

2　フェアな関係を重視する

3　共同体への帰属心、忠誠心

4　権威への尊重

5　神聖さ清純さを大切に思う信仰

これらの5つの分類においてサイコパスは1、2は尊重しないものの、3~5については意外なことに尊重しているのだとジョナサン・ハイト氏は説明します。

おそらく本心でその3つを尊重しているというよりは、社会で生きていくうえでこれらを尊重することが自分の意にかなうと判断するためです。そのため最終的には組織の理念を盾にとって人の意見を罵倒したり権威を笠に着て部下や他人にもそれらへの忠誠を強要したりするようになります。

サイコパスと脳の関係

サイコパスに対する医学的な検証についてもさまざまな報告がなされています。

カナダのモントリオール大学のシャイラ・ホジンス教授とキングス・カレッジ・ロンド

ンのナイジェル・ブラックウッド医学博士らの研究チームは、サイコパスの脳の構造に対する研究を発表しています。その内容は、サイコパスといわれる人たちが犯罪を繰り返してしまう原因は過去の犯罪から学べないような脳の構造になっているからだ、というものです。通常、人は罰を受けた経験により罪の意識が芽生えたり、罰を通じて罪を学ぶものですが、サイコパスの暴力犯罪者はそれがないというのです。

同研究では、イギリスの保護観察所に収監されていた暴力犯罪者たちの脳をｆＭＲＩ（核磁気共鳴機能画像法）で観察し、一般の人の脳と比較をして、その違いを調べました。男性50人の被験者のうち18人は健康な非犯罪者で、32人は反社会性パーソナリティ障害と診断された人でした。そのなかの12人は殺人、殺人未遂、傷害、強姦などで有罪となっていた人たちです。

被験者のｆＭＲＩの結果により、サイコパスの暴力犯罪者には、脳の灰白質、そして特定の白質の両方の線維の束に異常が見つかったとホジンス教授は説明しています。

白質とは脳の各部位間で情報伝達を調整する機能を果たし、罪や報償の経験から学ぶことと関係しているところです。この白質のなかの共感、困惑、罪に関連する部分が萎縮していたのです。

　またサイコパスの兆候は子ども時代から表れる場合があるのですが、子どものうちであれば学習による治療で脳の働きを変化させることができるというのです。そして脳の働きを変化させることで、サイコパス的な行動や将来の暴力犯罪を抑止することができる可能性があるとホジンス教授は説明しています。


　またケンブリッジ大学のケヴィン・ダットン博士は脳内の扁桃体を中心とした部位がサイコパス的な特性と関わりがあると述べています。

　扁桃体は大脳辺縁系の一部で、耳の上の奥のあたりにある領域で、左右一つずつあって、約1・5cmの小さな部位です。扁桃体を含む大脳辺縁系は喜び、快感、不安、恐怖などの感情を司っています。この部位の活動が低下していると後悔や罪悪感が生まれません。そして欲求が満たされると活性化します。

　そこでダットン博士は自分の脳の扁桃体がつながっている部位に電磁波による刺激を加え、通常とは異なる扁桃体の働きにすることで一時的にサイコパス的な特性を高めるという実験をしました。脳の奥深くにある扁桃体は、外から直接刺激を与えることはできません。しかし、大脳皮質から扁桃体を刺激することによって、感情の動きを変えられるというのです。通常であれば、残酷な場面を目にすると脳波は大きく動きますが、実験中、戦場の様子や死体などの写真を見たダットン博士の脳波は正常な状態のままだったのです。

神経科学者であるジェームス・ファロン氏は『サイコパス・インサイド―ある神経科学者の脳の謎への旅』で、自らがサイコパスであることを記しています。普通の人が他人に共感するというのはどういうことなのか、そもそも自分は共感できているのかいないのかが分からず自分で知るすべもないため、人から指摘してもらわないと自分がサイコパスであると自覚するのは難しいというのです。

また精神科医の名越康文氏は「性格のオレンジ理論」について次のように説明しています。

オレンジを側面から真っ二つに切ると、断面は円グラフのようになります。その一つひとつが房なわけですが、個体差により房には大小があります。この房一つひとつを人間の優しい、真面目、明るいなどの性格であるとしています。これらの個体差で性格が形成されるといいますが、サイコパスの場合は感情を司る房の部分がポッカリと空いている可能性が高く、そのために普通の人がもつ感情をもっていないという説明なのです。

サイコパスの診断基準

医師や研究者がさまざまなサイコパスの診断基準を提唱していますが、ドイツの精神医学の研究者クルト・シュナイダー氏が提唱するのは、次の10種類の特徴です。

《日常生活で見られるサイコパスの特徴》

タイプ	特徴
意志欠如型	持久性・自発性を欠き、転校・転職などを繰り返す
発揚情性型	明るく社交的だが、知恵や自制心に問題があり、軽率な行動が現れる
爆発型	興奮しやすく暴力的、過敏な刺激型と不安な興奮型の2つに区別

される

自己顕示（欲）型　仮想と現実を混同し、充足のために誇大化や虚言がある

人間性欠如型　同情・良心・羞恥心が欠如し、自他の情動に関心がない

狂信型　特定の概念のために生涯をかけ、些細なことも問題視する

気分易変型　突然抑うつ状態や不機嫌になる

自己不確実型　対人関係や道徳に敏感なタイプと脅迫的観念や行動が強いタイプがある

抑うつ型　生まれつき悲観的で厭世的、気分が暗く偏執性から問題行動を起こす

無力型　無力感を訴えることが多い

またよく使われている診断基準に、サイコパスチェックリスト（ＰＣＬ－Ｒ）があります。

これは犯罪心理学者ロバート・Ｄ・ヘア氏が作ったもので、世界中で広く活用されてい

ます。「病的な虚言」「冷淡で共感性に欠ける」「行動のコントロールができない」など多くの項目を0～2点の3段階で答えて、その合計点数で診断します。成人の場合は合計で30点を超えるとサイコパスとされ、20点未満ではサイコパスではないとされます。

PCL-R

1 口達者／表面的な魅力
2 誇大的な自己価値観
3 刺激を求める／退屈しやすい
4 病的な虚言
5 偽り騙す傾向／操作的（人を操る）
6 良心の呵責・罪悪感の欠如
7 浅薄な感情
8 冷淡で共感性の欠如
9 寄生的な生活様式

10　行動のコントロールができない
11　放逸な性行動
12　幼少期の問題行動
13　現実的・長期的な目標の欠如
14　衝動的
15　無責任
16　自分の行動に対して責任が取れない
17　数多くの婚姻関係
18　少年非行
19　仮釈放の取消
20　多種多様な犯罪歴

しかしこれらの検査ではサイコパスであるか否かを測定できないケースもあります。表と裏の顔をもち社会的に活躍する一方で、権力志向になる危うさをもち合わせている人たちです。

サイコパスと明確に診断するのはいまだに難しい点もあり、大切なことはサイコパス的な性格の特徴というものを、私たちがよく認識しておくべき点です。重要なのは身の回りに潜むサイコパスにアンテナを張り、日頃からサイコパス的な行動の被害に遭わないよう注意するということです。

成功する勝ち組タイプのサイコパスが、世のなかにとって利益になるような社会貢献をしてくれるのであれば問題はありません。しかし悪政を敷いたり人類を脅かす戦争や大量虐殺に走ったりするようなサイコパスが現れると、社会や周囲の人間に多大な悪影響を及ぼすということを理解しておく必要があります。

第2章

国家崩壊させたサイコパス

プーチンはサイコパスか

サイコパスのなかには、表の顔の性質を活かし、世のため人のために働き、社会に利益をもたらす人がいます。ところが、そういう人のなかには、権力を握った途端に表の顔から裏の顔へと豹変し、独裁者として君臨するケースが世界の歴史上では散見されます。

独裁者になるような人はカリスマであり有能で計算ずくですから、結果的に権力の中心に座るのです。独裁者になるまでの時間のかかり方は人それぞれですが、権力の座を手に入れると長期的に君臨する傾向にあります。

そして一度権力を握ってしまうと、自分と考えの合わない人や自分の地位を脅かすような優秀な人材を潰したり殺したりしてのさばるのです。最初は国家のため、国民のためと力強く言い放ち、実際、有能に働きますが、最初からすべては自分のためでしかないので要注意です。

現在ウクライナへの侵攻で権勢を振るうロシアのプーチン大統領はその典型のように思います。

2022年（令和4年）3月17日の朝日新聞デジタルの記事によると、ロシア国営ノーボスチ通信が動画サイト「RUTUBE」で配信した動画のなかでプーチンは「ロシア民衆は真の愛国者たちと裏切り者を区別できる。たまたま口の中に入ったハエのように、奴ら（裏切り者）を吐き出すだけだ」と同年3月16日に参加したテレビ会議で言い放ちました。

私はこの言葉をニュース映像で見たときには戦慄しました。まさに常軌を逸したサイコパスの言動ではないかと感じたのです。このように一国を掌握してやりたい放題やることが、悪のサイコパスの到達点であるようにも思えてきます。

ウラジーミル・ウラジーミロヴィチ・プーチンは、旧ソ連のレニングラード（現サンクトペテルブルク）で1952年（昭和27年）に生まれました。第二次世界大戦では、ナチスドイツによるレニングラード包囲により兄2人を亡くしています。子どもの頃は喧嘩や非行が絶えなかったようですが、13歳のときに柔道と出会い転機を迎えたのです。そのあとスパイ映画に心酔し、日本で諜報活動をしていたスパイのゾルゲに憧れて大学卒業後、KGB（ソ連国家保安委員会）に入ります。旧東ドイツのドレスデンで西側要人に対するスパイ活動を行い、ベルリンの壁の崩壊、そしてソ連が崩壊したのちロシア連邦の成立を経験します。

１９９６年（平成8年）、大統領府（クレムリン）に移り、ＫＧＢを引き継いだロシア連邦保安庁（ＦＳＢ）長官に就任します。そのあとプーチンはクレムリンの改修工事に伴う収賄事件でエリツィン大統領に汚職疑惑が出た際に、捜査を行っていた検事総長と売春婦との盗撮動画を公にし、検事総長を更迭に追い込み一気に権力をもつようになりました。

その後１９９９年（平成11年）に窮地を救われたエリツィン大統領により首相に任命され就任することになるのです。就任直後、ロシア各地で起きた爆破事件の首謀者はチェチェン人のテロリストであると断定し、その報復として第二次チェチェン紛争に介入していきます。これによりロシア人の愛国心を揺さぶったそうです。そして２０００年（平成12年）の大統領選では民衆の高い支持を受けて当選を果たします。憲法の制度により一度は大統領職をメドヴェージェフに譲り首相になりますが、そのあとに再び大統領になると憲法を改正し、自らの任期を最長２０３６年まで延長できるようにしたのです。２０１４年（平成26年）にはウクライナ領であったクリミア半島に侵攻し、一方的に併合しました。現在でも実効支配を続けています。そして２０２２年（令和４年）、ウクライナへの侵攻を決断しました。

現在、世界中にいる指導者たちのなかにも、多かれ少なかれサイコパス的性向をもっている人がいると思います。プーチンと同じように権謀術数を重ねて、権力を握るようになった人も多いかもしれません。

サイコパスは相手の気持ちを理解することができません。そのため勝つためならば手段を選ばずなんでもする傾向があります。たびたびニュースにもなっていますが、プーチンが核兵器を使用する可能性は大いにあり得ると考えています。

古今東西数々のサイコパスが存在した

世界の過去の権力者たちの多くは自らの存在をアピールしていきプラス面のサイコパス的性向を発揮して出世しました。そして何かのきっかけで権力を掌握すると、サイコパスとしての裏の顔を現し、自分の思いのままに国家機能を操るようになっていったのだと考えます。そのことが歴史を振り返ると如実に分かるはずです。

古今東西、戦争などの大量殺戮を指揮した指導者は、戦争という名の犯罪を操る殺人鬼であると私は考えています。世界では過去から今日まで多くの独裁者たちが存在しています。独裁者は最初から独裁者ではありません。当初は、勇敢さや決断力の速さ、集中力、行動力など、サイコパスがもつプラス面を大いに発揮して国家や共同体のために一所懸命働いてきたはずです。その結果により多くの国民から支持され、時には選挙で勝利し、権力者となることができたのだと思います。

神経科学者のジェームス・ファロンは著書『サイコパス・インサイド―ある神経科学者の脳の謎への旅』のなかで「サイコパスは『戦士の遺伝子』を持つ」と述べています。人類がさまざまな困難を乗り越えてこられたのは、戦士の遺伝子をもったサイコパスたちが、恐怖心に負けずに勇敢に活躍してきたからだともいえます。

サイコパス的性向のマイナス要素を発揮した歴史上の王位継承者たち

紀元前3000年頃からはエジプト、メソポタミア、黄河、インダスの4大文明が繁栄するのに端を発し、さまざまな文明が派生していきます。そのあと、民族の移動が至るところで起こったため、ほかの土地に住む人たちへの侵略や戦争が起こり、それを指揮する指導者が登場し続けたのは当然といえます。

おそらくサイコパス的性向のプラス要素を発揮し、民衆から支持される勇敢な戦士が至るところで活躍していたはずです。古代ギリシャや古代ローマのような都市国家が現れ、さらに自国の勢力拡大のための戦争も頻繁に起こるようになります。キリスト教をはじめとする宗教も伝播していった頃です。ここでもサイコパス的性向のプラス要素を活かした指導者がいたはずです。

彼らとは反対に、マイナスのサイコパス的性向を出す傾向がある一つのカテゴリーに「王位継承者」があります。

この地位は基本的には世襲ですから、特に何の苦労もせずに代々、権力の座につくことができます。もちろん他国と戦争を起こし、勝てば勢力を拡大し、負ければ処刑されることもあるわけですが、歴史の始まりの頃は、そんな王族同士の争いが絶え間なく行われ、そこには数々の暴君が存在しました。

古代ローマ帝国には数々の暴君が存在していたといわれていますが、なかでも悪名が高く、暴君の代名詞のように語られるのが5代目の皇帝ネロです。

西暦54年から68年にかけて権勢を振るっていた彼は、同時代の歴史家スエトニウスの著書『ローマ皇帝伝』で「放埒、淫欲、驕侈《きょうし》（おごり高ぶること）、貪婪《どんらん》（たいそう欲深いこと）、残虐」と記されています。妻と実母を殺害したことをはじめ、多くの人々に濡れ衣を着せて殺害しました。帝都を新しく建て直し自分の名を冠しようとしたネロは、ローマの大火を作為的に起こすのですが、なんとその罪を当時勢力を増しつつあったキリスト教信者たちの仕業だとし、彼らを処刑したといいます。その後、元老院に「国家の敵」とされ追い詰められ、真偽は定かではありませんが自害したとされています。

権力者は成功を遂げて君臨しますが、最後には失脚したり、暗殺されたり、処刑されたりという悲しい末路を歩む危険性もはらんでいます。また非業の死を遂げずとも寿命はあります。亡くなった途端にその子息や後継者が処刑されたり戦いに敗れて権力を奪われたりすることもあります。

歴史上の権力者たちはその末路を知ってか知らずか、権力の座にある間は、自分のやりたい放題に反対勢力に対して戦いを挑み、怖いもの知らずの行動力を発揮します。

これらの権力者たちはケヴィン・ダットン氏が言うところの「精神の強靭さと恐怖心の

欠如」というサイコパス的性向のもち主です。

乱世では勇猛果敢に行動力を発揮するヒーローとして活躍しますが、平時や安泰の時期が訪れ権力者となって君臨すると、自分の都合で部下や民衆を苦しめる傾向にあると考えられます。ネロはまさにそういう暴君でした。

17世紀、ネロとは違うタイプのサイコパスな王位継承者がいました。ルイ14世です。「朕は国家である」という言葉でも知られるフランス・ブルボン王朝の最盛期に君臨した絶対主義君主の代表格です。ルイ14世は、父のルイ13世から受け継いだヴェルサイユの地に新たな宮殿を建てようとしました。ところが同地は水はけの悪い沼沢地だったため工事は困難を極め、財務総監からは何度も工事の中止や計画の縮小を要請されていたのです。しかし莫大な費用を投じることを止めず、国家に大きな損害を与えました。しかも在位していた72年のうち32年間、戦争をしていたという好戦家でした。宗教政策で失敗したことで、商人や技術者に多かった宗教改革派が国外へ流出してしまいます。その結果、周囲の国が恩恵に浴したという皮肉な結末を招いたのです。自己中心的でわがままなサイコパス特性をもった王位継承者だったと考えられます。

残虐性がある王、放蕩の限りを尽くした王のみならず、失政で国民に不利益を及ぼした国王というのは、枚挙にいとまがありません。

子どもの頃からずっと王位継承者としてわがまま放題に育ってきているうえにマイナスなサイコパス的性向をもっていれば、民衆への共感はほぼゼロでしょうし、人を人とも思っていないかもしれません。権力の座にいる間はわが世の春を謳歌しますが、あるきっかけで失脚すると処刑といった憂き目にあうということの繰り返しだったのです。

戦乱の世に活躍した権力者たち

11世紀になると西欧カトリック諸国は、聖地であるエルサレムをイスラム教から奪還しようと「十字軍」が遠征します。この十字軍以降、長い歴史のなかでは国の威信のために戦う戦士たちのことを「十字軍」と称し、戦いを正当化する権力者が数々いたのです。

バージニア大学心理学部教授、ジョナサン・ハイト氏が説いた『道徳心の分類』のなかの、サイコパスが重んじる「共同体への帰属心、忠誠心」や「権威への尊重」、「神聖さ清純さを大切に思う信仰」を発揮して勇躍、戦いに挑んでいったのだと思いますが、戦争は戦争であり、正当化されるべきではありません。

13世紀にはアジアで東西にまたがる大帝国であるモンゴル帝国を作り上げたチンギス・ハン（ジンギス・カン）がいました。自分の才覚で国を作り上げた戦士の遺伝子というサイコパス的性向のプラス的要素を発揮した権力者でした。

当時のアジアに大国はなくそれぞれが分裂していたのを、騎馬隊を編成し各地を一気に征服して大帝国を作り上げました。そしてモンゴル民族を他民族から守る英雄として君臨し、経済的にもモンゴル民族を裕福にしました。自分の子孫たちを分割した各地の王として君臨させ、地固めをして成功を収めました。

民族愛、家族愛がある一方で、戦乱ではモンゴル軍は大量虐殺も行っています。サイコパス的性向のマイナス要素を発揮してしまったわけです。

また自分たちの種の保存には力を注いだようで、現在でもモンゴル帝国の地域に住む男性の8％、約1600万人が統計上は、チンギス・ハンの子孫であるといわれているそうです。これはイギリスのレスター大学のマーク・ジョブリング教授ら遺伝学研究チームが、２０１５年（平成27年）『Nature』で論文を発表しています。
アジア中部の１２７地域に住む５３２１人のＹ染色体（男性のみがもつ染色体）を調べたところ、彼らは、チンギス・ハンを含む11人の血脈を受け継いでいることが判明したのです。英雄は、最後は悲しい末路が待っているものですが、チンギス・ハンは生を全うできました。現在までの多くの子孫につながってきた、自分の子孫たちに領土を分割統治させ安定政権を築いたことがその理由かもしれません。

中世以降のヨーロッパでは、「魔女裁判」が多く行われました。これは法的手続きによる裁判とはまったく違います。14世紀に猛威を振るったペストのような疫病の流行や災害などの社会不安を解消するために人々はスケープゴートを求めました。そのときに、魔女の呪いを信じる人によって多くの魔女が拷問にかけられたり、処刑されたりしました。これを「魔女裁判」や「魔女狩り」といいます。時には、キリスト教社会において背教者と見なされたり、特殊な能力をもち世のなかを壊す者と見なされたりして罰せられました。いずれもただの善良な市民でした。

その拷問や処刑は、爪をはがす、身体に杭を打ち込む、舌に釘を打ち込むなどという無惨なもので、処刑には絞首刑をはじめ、池におもりをつけて沈ませ、浮かんできたら魔女として殺す、浮かんでこなければそのまま死ぬというひどいものでした。15世紀、イギリスとフランスの百年戦争で活躍したジャンヌ・ダルクもまさに魔女として火炙りされたといいます。この恐るべき所業は、時の権力者、教会、さらには一般民衆が行うこともあったのです。まさにサイコパス的所業です。一説には、この「魔女裁判」で4万人もの人が犠牲になったともいわれています。この処刑を見ていた人は、魔女であるはずはないのに、次は自分が狙われるのではないかと怯えていたのではないかと推測します。

近代初期（15世紀）は戦乱の世のなかでした。諸国の君主が中央集権国家を作り上げようとして、各国の間ではずっと戦争が続いていました。戦乱の世のなかは好戦的なサイコパスたちが暗躍していた時代だといえます。君主たちは自分の威信や自己中心的な都合のための中央集権を実現しようと借金をしたり、教会の財産を没収したり、直轄領を処分したりなど、非情なことをして戦費を調達したといいます。好戦的で、冷徹、冷酷なサイコパス的性向を発揮して戦争を続けました。王朝同士の権力争いが、ヨーロッパの狭い大陸のなかで繰り広げられ、王族、貴族、都市国家、教会などがそれぞれの思惑で動き、入り乱れての内戦でした。それが徐々に外へ向けて領土を拡大していくための戦争に変わっていきます。近代ナショナリズム以降は、指導者たちの勝手な意向で、民衆が巻き込まれる国対国の戦争が増えていきます。民衆を巻き込むような戦争を指揮しているのは、もちろん好戦的なサイコパス指導者です。

15世紀末から16世紀、大西洋を経由して海外へ進出するヨーロッパの国々が増え始めます。11世紀の十字軍や13世紀のマルコ・ポーロの頃からヨーロッパからは遠いアジアや東方の国々との貿易はすでに始まっており、金品や香辛料などがもち帰られていました。さらに新天地へキリスト教を布教しようとする熱の高まりや遠洋航海術や地理学の発達などによって、海外進出の気風が高まっていったのです。そんなときに活躍したのは戦士の遺伝子をもつサイコパス的性向のプラス要素を発揮した冒険家たちです。

当時、ポルトガルとスペインが競って航海に出ていました。ポルトガルは「航海王子」

と呼ばれたエンリケがアフリカ西海岸へ、ヴァスコ・ダ・ガマがインド西南海岸へ、パルトロメウ・ディアスがアフリカ最南端喜望峰への航海をしていました。スペインではコロンブスが新大陸を発見し、アメリゴ・ベスプッチがのちにアメリカと名付けられる新大陸を探検し、さらにポルトガルのマゼラン一行が世界一周の航海を果たします（マゼラン自身はフィリピンで戦死）。危険を伴う冒険とも呼べる航海に必要なのは、これらの人々のようなサイコパス的性向の戦士の遺伝子をもった人々だったはずです。

16世紀に入り、1521年にはエルナン・コルテス率いるスペイン軍の白人入植者たちは、アステカ王国（現在のメキシコ）を征服し、1533年には、やはりフランシスコ・ピサロ率いるスペイン軍が、インカ帝国を滅ぼしました。

彼らは次々に新しい土地を征服し、そこにいた先住民たちを虐殺しました。命をかけて未開の地へ出かけていくという好戦的なサイコパス的性向のプラス要素を発揮したと同時に、先住民を虐殺するという残酷なサイコパス的性向をもった人々だったといえます。

17世紀に入ると、イギリスではチャールズ1世の王党派とオリヴァー・クロムウェルの議会派が対立し武力衝突が起こります。クロムウェルは王党派軍を破り、王を処刑して、共和制を樹立しました。これをピューリタン革命といいます。革命の戦士というのももちろんサイコパス的な戦士の遺伝子のもち主だと思います。

クロムウェルは中産階級の利益を第一に考えていたといいますが、その後、内外の困難を克服するという目的で軍事独裁を行うようになりました。サイコパス的性向に転じてしまったわけです。そしてアイルランドを征服したり、オランダとの戦争に突入します。

結局、クロムウェルの死後、大陸に亡命していたチャールズ2世が国王に即位しますが、結局、彼も専制政治を行うサイコパス的要素をもっていたと推察できます。

ヨーロッパとアジアとの直接貿易はさらに進展し、17世紀初めには、東インド会社が設立され、ポルトガル、オランダ、イギリス、フランスはアジアへと進出していきます。

海外へ進出し、植民地活動を指揮したのもサイコパス的戦士の遺伝子をもっていた人であるはずです。イギリスは北アメリカで植民活動を行っていました。そして18世紀前半までに東部13カ所の植民地を建設するのです。北部は造船、製材、農業が盛んで、南部は黒人奴隷による大農場制度が盛んになっていましたが、輸出を重視、輸入を抑える重商主義のイギリス本国と対立し、武力衝突の末、1776年に13の植民地で独立宣言を行ったのです。そして独立軍の総司令官だったワシントンが初代大統領に就任しました。

当時は奴隷貿易も盛んで、アメリカ独立時は人口の5分の1が奴隷だったといいます。奴隷をなんとも思わない、人類ではなく物のように扱うのはまさにサイコパスたちの仕業です。なかには奴隷を人として扱っていた場合もあり、そのような人たちは良心をもっていてサイコパスではないのです。

ギリシャ時代以前から奴隷は世界各地で見られました。日本では穢多・非人と呼ばれる人たちがいて差別を受けてはいましたが、奴隷とは異なる存在であると考えられます。

20世紀に入ると帝国主義を剥き出しにした世界中の列強国は勢力を拡大していきます。植民地や従属地域を支配下にしていくという帝国主義に見られる行為は、まさにサイコパス的性向だといえます。列強各国の指導者たちは、おそらくサイコパス的な支配欲が旺盛だったのだと思います。彼らは次々に自国の勢力を広げていこうと競い合います。イギリス、フランスという先進国に対して、アメリカ、ドイツ、日本といった後発国も力をつけてきて、帝国主義的欲望を剥き出しにしてきます。

そして結果的にサイコパスの権力欲がぶつかり合い、2つの大きな世界戦争が繰り広げられることとなります。

最初の世界戦争、第一次世界大戦（1914〜1918年）は、連合国側のイギリス、フランス、ロシア対同盟国側のドイツ、オーストリアという戦いの図式で、当初は同盟国側が優勢でした。しかしそのあとこう着状態が続き、アメリカやアジア諸国、植民地なども戦争に巻き込みますが、最終的にはドイツとオーストリアが降伏して終結します。

第一次世界大戦からほぼ20年後、今度は第二次世界大戦（1939〜1945年）が勃発します。

ヴェルサイユ条約により敗戦国として痛手を受けていたドイツが徐々に力を盛り返してきました。指導者はアドルフ・ヒトラーです。

ナチスドイツの総統ヒトラーは歴史上で最も有名なサイコパス独裁者といえます。国家社会主義ドイツ労働者党（ナチス）を率い、第一次大戦敗戦後に民衆の強い支持を受けます。当時失業者は約620万人いたといわれ社会不安に包まれており、世界大恐慌も真っ只中で政情不安でした。そこでヒトラーは、著書『我が闘争』にあるとおり、ゲルマン民族至上主義やユダヤ人排斥などの選民思想を取り入れ、扇情的な演説をし、ドイツ人の中産階級の心をとらえました。大規模な公共事業を行い、失業者を減らすなどの手腕も発揮します。この当時のヒトラーはおそらく、サイコパス的性向を発揮してヒンデンブルク大統領に取り入り権力を握り、最後には議会を略奪して総統の地位を勝ち取ります。敗戦から立ち直りつつあったドイツは、そのあとはどんどん軍備を増強し、ヴェルサイユ条約の破棄、ヨーロッパ各地への侵攻を進めていきます。この間、ヒトラーのなかのサイコパス的性向が発揮されたのだと思います。ナチスはどんどん一党独裁を推し進め、いつの間にかヒトラーの独裁体制を受け入れることが正しいという空気が社会全体に充満していったと考えられます。

国民相互の同調圧力は「ナチス的良心」ともいわれ、さらにヒトラーの独裁化が進んでいったのです。同調圧力はあるときには抑止になりますが、その抑止が悪い方向へいくと、批判的な意見が言えない空気となり独裁者の思う壺です。社会全体に不安な空気が充満したときにサイコパスが現れ、一気に人気をさらって、権力を握った瞬間に牙を剥き出しにします。アウシュビッツの強制収容所でのユダヤ人の大量虐殺はあまりにも恐ろしい所業でした。良心のかけらもなく、人間を尊重することもありません。まるで家畜のように人を扱っていたのです。これはサイコパスが自分以外のことを自分のための道具だとしか思っていないからです。

ヒトラー率いるナチスドイツ軍は次々に東欧で侵略を続けていき、ポーランドに侵攻したときに、イギリス、フランスが待ったをかけるべく宣戦布告しました。第二次世界大戦の始まりです。ドイツはデンマーク、ノルウェー、オランダ、ベルギーを急襲しフランスへ突入し降伏させますが、そのあとのソ連への侵攻では激しく抵抗され、イギリスとソ連とアメリカの協力体制は打倒ナチスを掲げました。そして連合国軍のノルマンディー上陸作戦以降、ヒトラー率いるナチスドイツは各地で総崩れします。最後はアメリカ、ソ連、イギリスがドイツ領内へ進撃し、ヒトラーは大敗を喫しました。そして最期は、所説ありますが銃口を口にくわえて発砲し自殺したといわれています。これもサイコパス独裁者の哀れな末路です。日独伊三国同盟で日本の同盟国であったイタリアのムッソリーニ総帥も、イタリアを第二のローマ帝国にすると目論んでいたといわれる独裁者でしたが、米英両軍に降伏せずに逃亡したのち銃殺刑となりました。

一方、環太平洋における第二次世界大戦では、真珠湾に奇襲攻撃をかけ宣戦布告した日本が、ミッドウェー海戦での敗退以降、沖縄戦、本土大空襲、そして広島、長崎原爆投下と完膚なきまでに叩かれ、日本列島が焦土と化しました。300万人前後が犠牲となり、1945年（昭和20年）8月15日にポツダム宣言の受諾を国民に発表し無条件降伏で敗戦しました。

この2つの大きな世界的戦争は、サイコパス的な性向をもった指導者の争いに世界中の多くの人間が巻き込まれたといっても過言ではないと思います。

猪瀬直樹氏の『昭和16年夏の敗戦』によると日本では真珠湾攻撃が始まる前に総力戦研究所が戦争のシミュレーションを行ったところ、日本軍がアメリカ軍に必ず負けるという結果が出ていたことが分かっています。にもかかわらず当時の陸相でのちの首相、東條英機が精神論で開戦に踏み切ったのです。多くの人が戦死することが分かっていながら、開戦を命じたというのはまさにサイコパスです。サイコパスは自分が正しいという考えを決して曲げません。

ヒトラーとともに語られる、20世紀のもう一人のサイコパスは旧ソ連共産党書記長のヨシフ・スターリンだと思います。革命の父レーニン亡きあと、トロツキーと争って亡命に追いやり権力を握りました。その後は粛清の嵐でした。猜疑心の強いスターリンは、側近も次々と殺害し、自分の警備隊長であるパウケルにまで手をかけます。そして反体制派・少数民族を大量虐殺しました。一説には4000万人を殺害したといわれています。有名な話では、ウクライナの小麦を軍備調達の外貨獲得のために収奪し、ウクライナ人400万人を餓死に至らしめたという説があります。まさに恐怖政治を行い続けた人です。この頃のさまざまな背景が、現在のウクライナの問題とも大きく結びついているのだと思います。

さらにもう一人のサイコパスがかつて中華人民共和国の最高指導者であった毛沢東で

す。第二次世界大戦後の現代中国（中華人民共和国）建国の父ではありますが、その残虐さやサイコパス性は、『悪の遺伝子』というバーバラ・オークレイの著書でも語られています。既成概念にとらわれない革命家という評価がある一方で、理想と現実が大きく乖離していました。戦後の大躍進運動では鉄鋼生産高を27倍にし、イギリスに追いつくという無理難題を唱え、そのあおりで大飢饉が起こり、中国国民２０００～４０００万人が餓死したともいわれています。その失政を取り戻そうとして行った文化大革命でも１０００万人ほどの虐殺者や自殺者を出したのです。自分の権力を守るためなら、平気で嘘をついたり、大言壮語したり、法を無視することも常だったという点で、かなり強烈なサイコパスだったという説があります。

このように当時の大戦に関わった国家の指導者たちの多く、なかでもヒトラー、スターリン、毛沢東が特にサイコパスである可能性が高いと考えられます。時代がサイコパスを求めていたのかもしれません。

20世紀の後半は戦後の東西冷戦体制、米ソの対立の時代でしたが、ヒトラー、スターリン、毛沢東の3人に学んだような独裁者も次々に現れてきました。
カンボジアのポル・ポト（カンボジア共産党中央委員会書記長・民主カンプチア首相）は、1975〜1979年（昭和50〜54年）に理想の原始共産主義社会を実現するという原理主義のもとに、数十万人から数百万人を大量虐殺したといわれています。一説では、当時の人口約800万人のうち約300万人を虐殺したそうです。私が驚いたのは、彼はインタビューのなかで自分は普通の人間だと語っていたことです。普通の人間であれば、たくさんの人を虐殺などしないですし、もし虐殺したとしても後悔や反省の念を抱くはずです。

サダム・フセイン（イラク共和国大統領）は、大統領に就任するとさっそく、粛清により幹部34人を処刑し250人を逮捕しました。イラン・イラク戦争ではソ連、中国、フランスなどの支援により勝利を収めますが、その後、軍備増強を図り、化学兵器でクルド人を大量虐殺を行います。1990年（平成2年）にイラクがクウェートに侵攻したことから湾岸戦争が開戦されました。2002年（平成14年）、アメリカのブッシュ大統領から〝悪の枢軸〟と言われ、イラン・北朝鮮とともに大量破壊兵器を保有するテロ支援国家であると非難されています。翌年、アメリカはイラク側が大量破壊兵器を隠し持っているとしてイラクの首都であるバグダッド上空を空爆し、イラク戦争が開戦しています。フセイン本人は逃げて姿をくらましますが、地下壕に隠れているところを発見されます。そのあと逮捕・身柄を拘束されて、2006年（平成18年）に絞首刑になります。

ほかにも黒いヒトラー、アフリカで最も血にまみれた独裁者といわれたイディ・アミン・ダダ（ウガンダ3代大統領）、砂漠の狂犬といわれ反逆者を糾弾し続けたカダフィ大佐（リビア・アラブ共和国）、拉致やミサイル発射を繰り返し人々の生活を徹底的に管理する歴代の北朝鮮の朝鮮労働党中央委員会総書記、そして「4000年の歴史」の国の指導者と、数え上げていくとキリがないほど、さまざまなサイコパス的性向をもつ独裁者の顔が目に浮かびます。サイコパスという切り口で歴史を見ると世界情勢を左右する指導者たちの真の姿を見ることができます。

ごく最近では、社会的影響力、恐れを知らない度合い、ストレス耐性、自己中心性、感情移入をしない度合い、服従しない力、無責任さ、冷酷さではドナルド・トランプ前アメリカ大統領のサイコパス度が高いと語るのは、ケヴィン・ダットン氏です。『Scientific American Mind』誌に発表した論文でそう分析しています。諸外国に大きな影響を及ぼす決断を独断で次々にする、フェアレスドミナンス（恐れを知らない支配性）ももっているというのです。確かに近年に登場した指導者のなかでは、過激な発言やパフォーマンスが目立ち、サイコパス的性向をもっている印象を受けます。

またある国のある地方では現代においても少数民族に対するジェノサイドが行われています。ジェノサイドとは、特定の人種や民族、宗教団体などに対して、権力者が権力を振るって破壊する行為です。良心をもたない指導者が人をなんとも思わずに殺してしまう場合もあります。その指導者は自分が見たことがすべて正しく、それゆえに反対する者は抹殺するのが当然だと考えています。その国は別の地方でも、住民から指導者が行う施策に対して反対意見が出た場合にも、住民の意見を抹殺し弾圧しています。彼は一市民に自由はないと考えています。良心の呵責が欠如し堂々とあらゆる所業を行っています。

その国は自国の一地方が分離しています。一般的な考えをもつ人であれば、そのような地方に対して迫害や言論弾圧などをすれば、その地方に住む人たちの心が離れていってしまうと考えるはずです。しかし、その国では日常的に迫害や言論弾圧が行われています。まさに自分が正しいと思うことを他者にも押し付けるサイコパスの脅威であると考えます。

こういう指導者は人の形をしているだけで、ただ獲物を狙う爬虫類のように感じます。まさに人間の心をもっていないサイコパスといえます。

日本建国から現在までのサイコパス

日本にもサイコパスだと推察される権力者は多く存在しています。

ただ、日本の場合は応仁の乱、戊辰戦争など大きな戦争が国内でさまざまあったものの、国際社会に巻き込まれる以前は、大量殺戮があったという事実は聞いたことがなく、残虐な行為を行うサイコパスが存在していたかどうかは定かではありません。

卑弥呼の邪馬台国の時代から、古墳を権力の象徴にしていた大王の時代、そして豪族の時代と時が流れていくなかで、良きにつけ悪しきにつけサイコパス的性向をもった人々が指導者として跋扈していたと思います。時代の変わり目、権力の移り変わる時期には、サイコパスが出現した可能性があります。

平安時代末期には、源氏が壇ノ浦の合戦を最後に平家を討って勝利を収め鎌倉幕府が誕生します。そして源頼朝が征夷大将軍に君臨します。その弟・義経は平家追討に力を尽くしましたが、兄・頼朝とことごとく対立し、最後は陸奥の衣川で自害することになり、悲劇のヒーローとして伝えられています。その源義経も実は傍若無人で問題行動を起こす人だったといわれています。自己顕示欲が強く、人の心に配慮できない自己中心的な人物だったそうです。自分を正当化しようとし、被害妄想癖があったことも、当時の『吾妻鏡』や『玉葉』などの書物に記されているのです。死を恐れない勇敢さで連戦連勝しているような人として歴史上では評価されていますが、部下にも死を恐れずに戦うことを強制していたと考えられます。

室町幕府時代では3代目の義満が栄華を極めますが、そのあとの6代将軍、足利義教はサイコパスの呼び声が高い人でした。石清水八幡宮の神前でのくじ引きで、義持の後継者として室町幕府6代目の将軍になったという人物です。服従しない者を力で抑え込む「万人恐怖」政治を行いました。僧侶から権力者になった途端に豹変したという典型的なサイコパスです。

そのあと応仁の乱によって11年もの間、京都は戦場と化します。そして時代は下克上の戦国の世が訪れます。

戦国武将の代表的な人物といえば織田信長です。彼の性格を言い表した「鳴かぬなら殺してしまえ　ホトトギス」という歌はそのサイコパス性がよく表現されています。革新性や発想力、安土桃山文化に貢献したこと、能力重視で大胆に人材登用したことなどは、まさにイノベーターであり、行動力を行使しました。ただし、「殺してしまえ」の言葉のごとく、サイコパス的性向が激しかったこともうかがえます。

その部下である豊臣秀吉も、優秀さでは織田信長に比肩し得るところがあるかもしれません。

信長が明智光秀によって暗殺され、自らが天下を取ったあとは、信長の最愛の妹お市の方の娘、茶々（のちの淀君）を側室に迎え、待望の長男・鶴松を授かります。しかしその後、政権の最大の調整役だった弟の秀長が病死し、鶴松も亡くなるという不幸に見舞われます。

そこから秀吉は姉の息子、秀次を養子にして関白の座を譲り、自らは太閤と名乗りますが、その後、懐刀の千利休を自害させたり、その翌年朝鮮へ軍勢16万人を出兵したりしたのは、権力者のサイコパスにありがちなマイナスの行動です。実子の秀頼が生まれたあとには、養子・秀次に対する疑心暗鬼から彼を切腹させてしまい、さらに政権は弱体化していき、62歳で亡くなるのです。

秀吉の失敗は、謙虚さの欠如が原因ではないかと思っていましたが、秀吉もサイコパス的な性向をもっていたのかもしれません。

江戸時代の末期に波風を立てたのは海外からの圧力です。日本は有史以来、現代に至るまで常に外圧によって変化を遂げてきた国です。鎖国をしながらも西欧や近隣の国々とは貿易、文化交流などの付き合いをうまく続けていましたが、ペリー提督率いるアメリカの黒船来航をきっかけに、ついに開国へ一気に舵を切ったのです。鎖国から開国への舵が切られたとき、幕府の方針に賛成する開国派と、開国に反対する攘夷派が争うこととなりますが、そのときさまざまに暗躍するのが、明治時代への架け橋となった数々の幕末の志士たちです。彼らもサイコパス的性向をプラスに発揮していたのだと思います。討幕に向かって血気盛んで危険を顧みずに行動できた幕末の志士たちは、まさに戦士の遺伝子をもつサイコパスが多かったはずです。

また当時、幕府を守る側にいた新撰組の土方歳三は組織づくりがうまくて、新撰組は最盛期には200人いました。幕府のために最後の最後まで戦った彼ら新撰組も怯まず勇敢に戦ったり、土方が内部での争いが起きた際に逃亡して帰って来た組員に切腹をさせたりした点から、恭順した相手の気持ちを考えないサイコパス的な人だったと考えられます。

目的遂行のためには冷徹に決断し行動に移すリーダーたち

時の権力者たちは、古今東西、革命やクーデターなどをきっかけに名声を高め、英雄として国民から絶大な支持を受けるものの、その多くは結局、独裁者となり大量殺戮や戦争に走り、国家と国民、他国と他国民に大きな損害を与えます。そして最終的には自身も悲しい末路をたどるということの繰り返しです。

そこまでやり過ぎる動機は、自分の満足のためであり、つまらないメンツのためであり、自分が心酔している揺るがない政治的、あるいは宗教的な原理主義を貫くためですが、それを押し通そうとするのはサイコパス的性向の成せる業だと思うのです。

近代以降の戦争は国家同士の戦争ですが、その実、権力者同士のご都合主義で行われている彼らの喧嘩なのではないかと思います。そのつまらない喧嘩に多くの民衆が巻き込まれ続けてきたということです。

権力者は、国民が国を守ろうと思う気持ちを巧みに利用して戦意を高揚させ、戦いに向かわせるのだと思います。

しかしこれが現代のように核爆弾を保有する国々がいくつもあるような時代では、地球全体が大きな危機にさらされます。好戦的な国家を操る独裁者サイコパスを許してはならないのです。

第3章

なぜサイコパスは成功者に多いのか?

経営者、医師、弁護士……社会的地位の高い人に多いサイコパス

国王や国家のリーダーたちのなかのサイコパスはとても大きな功績を挙げ国民から支持を受けながらも、ある時点から暴走し始めて究極的には大量殺戮や戦争などによって民衆に大きなダメージを与える人々です。サイコパス的性向のプラス面とマイナス面の振幅が激しい人々だといえます。

とはいうもののこの世のなかで成功しているサイコパス的性向をもつ人たちは、その性質をうまくプラスに活用しています。多くの場合、社会的地位が高い職業に就いて、世のなかや会社を発展させ、人を幸せにするために活躍しているのです。私はこういうサイコパスのプラス面を発揮してそこにとどまって活躍している人々であれば決して否定しません。むしろ大いに実力を発揮して活躍してほしいと思っています。

一説には、一般社会に存在するサイコパスは1％程度であるのに対して、組織の指導者的な地位にいる人のなかには4％存在するといいます。

社会的地位の高い仕事に就いている人々は、決断力や勇敢さをもち、頭脳明晰でコミュ

ニケーション能力に長け、他人を統率していくことがうまいという特徴があります。

つまりケヴィン・ダットン氏が唱える、非情さ、魅力、一点集中力、精神の強靭さ、恐怖心の欠如、マインドフルネス（現在や目の前にあることに集中する感覚）、行動力というサイコパスの特徴を有効に働かせているのです。社会的地位の高い人は、さまざまな荒波を乗り越えていく必要がありますし、たくさんの試練に直面することも多いでしょうから、そこを上手に乗り越えていく資質として、サイコパス的性向はある程度は必要なのかもしれません。

具体的には、社会で成功するサイコパス的特性について、次のような研究結果も示されています。

２０１６年（平成28年）「ニューズウィーク」誌に「成功したサイコパス」という記事を発表した、犯罪心理学の大家、アメリカ・エモリー大学心理学教授スコット・リリエンフェルド氏は、フロリダ州立大学の研究者たちとともに大学生・社会人を対象にした調査を行いました。それは、大胆さ、冷静さ、魅力など特定のサイコパス的性向が、社会で成功する要因となるのかどうかを調べたのです。

その結果、大胆さは緊急事態に対応するために必須の、衝動的に行う英雄的な行動と結びつきがあることが分かったのです。そしてリーダーや管理職以外にも警察官、消防士、怪我などの危険性がある競技のスポーツの選手といった職業がこの大胆さと関連していることが分かりました。

リリエンフェルド氏らはさらに、ジョージ・W・ブッシュまでのアメリカ大統領の42人を調査して、アメリカの大統領と大胆さとのつながりについて検証しました。

大統領たちの詳細な人格の要素を伝記作家などにリストアップしてもらい、そのデータを歴史学者による大統領の能力についての調査と結びつけたところ、より優れた大統領の総合的な能力と大胆さにはプラスの相関関係があったのです。

さらに大統領の能力として必要不可欠な政策決定、危機管理、説得力などの要素も大胆さと関係がありました。そして成功に導く行動とも相関があるということが分かりました。

さまざまな人種や宗教、価値観や習慣をもった多民族が同居する国家を統率していくのがアメリカ大統領のミッションだとすると、プラスに転じるサイコパス的性向をもっていることは大切です。
近年、世界の警察官としての役割からだんだん遠ざかろうとしているように見えるアメリカですが、世界情勢によっては、アメリカの指揮をとる大統領はやはり世界をリードして調整能力を発揮する人であるべきだと思います。
一方、世界の警察官になり過ぎると、過去の大統領たちが数々の国際紛争に介入してきたように、地球上の平和を乱すことに着手してしまう心配もあります。

ケヴィン・ダットン氏は著書『サイコパス　秘められた能力』のなかでイギリスの労働者を対象とした調査を行い、サイコパス度の高い職業ベスト10を紹介しています。サイコパスとしてのプラス面を活かしている人々が就いている職業といえます。以下がそのベスト10です。

《サイコパス度の高い職業》

1位　企業の最高経営責任者

2位　弁護士
3位　マスコミ・報道関係者（テレビ・ラジオのキャスター）
4位　営業職
5位　外科医
6位　ジャーナリスト
7位　警察官
8位　聖職者
9位　シェフ
10位　公務員

全体的に自分の腕や能力を頼りに、「すばやい決断を下す」「質の高い結果を出す」「危険を恐れずに決断する」というような職業が多いように見受けられます。

サイコパス度の高い職業の1位は企業の最高経営責任者です。さまざまな分野の仕事で成功して、その結果として経営者の座に就いています。他人や周囲の人は二の次で、自分のやり方を信じて突き進む人が多い傾向にあります。決断力を備え、頼れる親分肌の場合には特に慕われます。

2位の弁護士は、法律を駆使してその解釈を自分なりに構築し、被告人の無罪を証明していくというとても論理的思考が必要とされる職業です。法律に基づいて、常に筋道を立てて物言いをしなければならない仕事です。被害者やその家族の心情、世論などに流されない冷徹さが求められる場面も多くあります。弁護士という仕事もプラスのサイコパス的性向をもっている人に向いている職業です。

3位はマスコミ・報道関係者です。制作現場であれば、自分が企画した番組が成功すれば人気を博すなど、良い反応が得られます。フロントに立つテレビキャスターやアナウンサーなどは、タレント同様に世のなかの注目を集めナルシシズムを満足させることができます。サイコパス的性向であるプレゼンテーション能力の高さを存分に発揮できる仕事です。

一方、人気商売であるがゆえに、批判にさらされるケースも多々あります。特に今の世のなかではネットでのものすごい数の誹謗中傷、ブログの炎上などもありますが、そんな状況でもほかの人のことは考えず自分本位であるという点では、サイコパス的性向が活かされる職業だと思います。

4位の営業職ですが、トップセールスを上げ続ければ、将来、幹部になる道もあるため、チャレンジ精神が旺盛で、数字や結果を重視し、出世に強く執着するサイコパス的性向をもつ人が好んで選ぶ仕事かもしれません。コミュニケーション能力に秀で、初対面の人とでも抵抗なく触れ合え、プレゼンテーション能力が高いという特徴が営業職に向いています。

この世のなかには「セールスで成功する方法」のようなビジネス書、自己啓発書が数多く発刊されていますが、彼らは成功を収めるためにそれらを読み漁って、自分のスキルに取り入れるのも上手です。それをすぐ実践に移す行動力にも長けています。

また弁舌さわやかで人あたり良く、共感するふりをすることが戦略的にでき、諦めずにとことん食らいついていく一点集中力もありますので成功を収めやすいのです。

5位は外科医です。内科医と比較すると外科医のほうがストレス耐性が高い人たちであることは確かだと思います。患者の痛みを考えたらメスで身体を切るという行為はストレスになりますが、それでも切ることが第一だと考えて実行できるというのはサイコパスの性向をもっているのではないかともいえるのです。

特に心臓や脳、そして難易度の高いがんなどの疾患の手術にあたる医師たちで、トップクラスの症例数を経験している外科医の精神力は並外れているかもしれません。手術はルーティンワークになっているとはいえ、日々、手術室へ入り、人の生命をあずかっています。手術中は集中力を要し瞬時にいくつもの決断をしながら、あらゆることに対処しなければならないのでかなりのストレスがかかります。狭い空間でチームを率いて、限られた時間のなかで手術を進めていかなくてはならないのです。そして突然の大量出血や患者の容体急変など、不測の事態が起きた場合にも冷静に解決策を見いだし処置を行います。

多少体調が優れない場合であっても手術室に入るとアドレナリンが放出されて元気になる外科医の話を聞いたことがあります。これくらい強靭にサイコパス的性向をプラスに転じさせている人でないと務まらない仕事といえます。

6位のジャーナリストは、集中力と手に汗握る状況を体感する仕事といえます。仕事をしながら日々体験的にさまざまな研鑽を積むという点は、ほかの仕事でももちろんそうですが、日々努力を怠らない度合いが、ほかの職業と比べて強い職業といえます。

戦場カメラマン、戦場ジャーナリストなどは、戦争・紛争を対象として取材を展開しますので、危険を恐れずにさまざまな事件・事故現場を取材するための強靭な精神力が必要です。いつも死と隣り合わせで、自らの命をかけて現地の情況を世界に向けて発信するためには、サイコパス的性向を作用させることが重要です。

災害報道でいえば、1991年（平成3年）の雲仙・普賢岳の大火砕流の報道でもマスコミ関係者を含む43人が犠牲になりました。ジャーナリストとしての使命感のみならず戦士の遺伝子としてのサイコパス的性向がその行動を可能にしているのかもしれません。

被害者や被害者の家族などに真正面から切り込んでいくような取材を行うジャーナリストの場合にもサイコパス的性向は役に立ちます。家族の心情などを考慮せずに取材してその行為が行き過ぎ、事件報道などではジャーナリズムの倫理が問われるケースも増えています。客観的データよりも自己主張を続けるマスコミには有利な才能かもしれません。

7位は警察官です。彼らは常に世のなかに目を光らせ、市民が安全に暮らすために犯罪を防止する役割を担っています。多種多様な事件の捜査や事故の取り締まりを行うため、ストレス耐性が強い傾向にあります。特に殺人事件などの場合は、たとえ残虐な現場であっても淡々と仕事を遂行する必要があります。取り締まりのために容疑者を殺めてしまった警察官もいました。犯人の心情や生い立ちなどを考えてはできないのです。よってサイコパス的性向を働かせることが重要な仕事といえます。

8位の聖職者は、宗教における指導的役割を担い、民衆を導き尊敬される存在という点では政治家と似ている面があります。ローマ法皇のような全世界的な指導的立場にいる人は、政治家よりも大きな影響力をもっているといえます。私利私欲、原理主義に凝り固まったようなサイコパス的性向をもつ人が合っているのかもしれません。自分の信念のために宗教戦争を起こし、ほかの宗派を皆殺しにしたことも過去にはありました。そこまでいく場合は、サイコパスと考えてよいと私は思います。

9位のシェフは、慌ただしい厨房のなかでも料理人たちを統率しながら、強靭な集中力を発揮して手際良く、常にベストの味を提供するという点で、サイコパス的資質をプラスに転じさせる人が向いているのです。

有名シェフは、自分の信念をしっかりもっているというイメージもあります。海外のミシュラン三つ星レストランなどに単身飛び込んで修業を積み、自分の腕一つでのし上がってきたという矜持をもっている人が多いはずです。周りにいるスタッフはつらいですが、サイコパス的性向をプラスに働かせて成功していく職業といえます。

10位の公務員は、法律に基づいてルールを遵守するために自分の感情や良心に左右されない、ある程度の冷徹さが必要です。さらに上級職で自治体や国家の存亡に関わる重要な仕事を担っている人では、もっと冷徹さが必要なのかもしれません。

例えば、ここ数年のコロナ禍のような状況のときや災害対策、急を要する金融問題、外交問題などでは、非常に知的能力が高く論理的な傾向にあるため、危機的な状況に瞬時に対応できるのだと思います。行政には住民一人ひとりのことばかり考えていられないような状況も多々あると思います。ストレス下や危険な状況下においても冷静でいる必要があるのです。

ただし裏の顔でいうと、汚職や税金の無駄遣いなど国民にとって不利益になることが簡単にできてしまう立場にいるという恐ろしさもあります。

このランキング以外にもサイコパス的性向を備えている人が就いている可能性の高い職業があります。投資家、トレーダー、ギャンブラーなど、危険と隣り合わせでハイリスクハイリターン、なかには法律スレスレの仕事などもあると思います。もしもそれこそ命をかけるような状況が訪れたとしても、動じないでアドレナリンが出るような勇敢な人なのかもしれません。

また前人未到の地へ果敢に出ていったりする開拓者や先駆者といわれる人、例えば冒険家として新大陸を見つけたコロンブスやマゼランのような人々もサイコパス的性向をもっていると考えられます。

ダットン氏はサイコパス度が低い職業ベスト10も出しています。人に寄り添い、人の気持ちに共感し、文字どおりホスピタリティを発揮する職業が選出されています。

《サイコパス度の低い職業》

1位　介護職

2位　看護師
3位　療法士
4位　技術者・職人
5位　美容師・スタイリスト
6位　慈善活動家・ボランティア
7位　教師
8位　アーティスト
9位　内科医
10位　会計士

ただしサイコパスがこの職業に就いている人のなかにいないというわけではありません。過酷な仕事、そして人に奉仕をする仕事に対して、その使命感を満たすことに魅力を感じて入ってくるという点ではサイコパス的性向をもつ人はいるかもしれません。私はこの本性を自己肯定感を上げるための手段として使っている人もいると考えています。

ジョナサン・ハイト氏が唱えた「道徳観の分類」のなかで、サイコパスは「共同体への帰属心、忠誠心」「権威への尊重」「神聖さ清純さを大切に思う信仰」を重んじるとあるように、組織や共同体、権威、信仰といったことを大切にするという点から、このような職業に就いているサイコパスもいるかもしれません。世界的な慈善活動家だったマザー・テレサはサイコパスだったと神経科学者のジェームス・ファロン氏は指摘しています。博愛主義者は、大きな慈善には興味が湧くものの、特定の身近な人には愛情を示せない場合があるというのです。

サイコパス的性向を活用して決断に迫られることもある経営者

経営者は温情主義のみで経営を行っていたら、会社が危機に陥ることさえあります。リストラを断行しなくてはならないこともしばしばあると思います。

日産自動車の元会長、カルロス・ゴーンは着任してすぐに大リストラを行いました。当時リストラに遭った人々は、外国人COO（最高執行責任者）のやり方にまるで進駐軍に占領された気持ちだったかもしれません。しかしそのあと一時期業績はV字回復を果たします。このように冷徹に人を切るためにはサイコパス的性向が必要なことがあると思います。真偽不明ですが、自分本位の会社経営を行っていたといわれています。

世のなかには頻繁に粉飾決算や横領、株価操作などによって逮捕される企業の幹部が出てきます。彼らは会社のためにやってきたという場合が多いのだと思います。その結果、成功を収める人々、失脚する人々はさまざまです。そのなかには危ない橋を渡り続けながらも、自分だけは平然と生き残っているしぶとい人々もいるわけです。

一方、リストラの断行、賃金カットなどの犠牲も払わず波風を立てずにやり過ごそうとするトップがいる会社は、競争に敗れ、結果的に社員を不幸にしてしまう可能性があります。

冷酷で恐れを知らず、重圧のもとでもパニックにならずに人のことなど考えず表面的にクールでいられるというサイコパス的性向は経営者にとってはプラス要素でもあるわけです。

自己中心的で、良心の呵責がなく、罪悪感や共感性もない人というサイコパスの特徴を逆手に取れば、良い結果を導き出せる有能な経営者となることができるのです。決断する人には、支持する人がいるのと同時に批判的な人もいるわけですが、成功すれば結果的に多くの人がついてくるはずです。

しかし私は、従業員や部下をリストラするとしても、諸葛孔明のように泣いて馬謖《ばしょく》を切るのが人間的であると思います。泣く泣く仕方なく行う場合は、サイコパスではないのです。

カリスマ的人気を集める人にもサイコパスが多い？

政財界のリーダーはサイコパス度が高く、カリスマといわれる人が数多く存在していると考えられます。

弁舌が立ち、物言いがはっきりしていて、頭脳明晰、そして集中力がすごい人は知らず知らずのうちに信頼を集めます。反社会的なサイコパス的性向を表に出さず法律に抵触するような行為をしなければ、成功していくのです。

そういう人々はかなり性格の癖が強い場合も多いですが、むしろそれがカリスマ性につながることが多いのです。

カリスマ性の高い人は、誰もがもてるわけではない突出した資質をもっているから憧れの対象になるのです。人気は高いですが、同時にサイコパス的性向が、何かのきっかけでマイナスに転じる危険性もはらんでいます。メディアなどでの好印象の裏で周囲の側近などを苦しめている可能性はあります。

例えばアップルの創業者である、スティーブ・ジョブズ氏は世界を変えた男といわれるカリスマです。最初のパソコンであるＡｐｐｌｅＩから、最新のｉＰｈｏｎｅにまでつながる発想とテクノロジーは、私たちのライフスタイルを大きく変えたといえます。

黒いタートルネックと細身のパンツに身を包みステージ上を歩きながら行うジョブズのプレゼンテーションは、多くの経営者に影響を与え、真似をする人も多く出てきました。その姿にはある意味、宗教家の講話のようなカリスマ性も感じられました。プラスのサイコパス的性向を実にうまく活用していたケースということができると思います。

しかしその一方で、映画『スティーブ・ジョブズ』（２０１３年）などで描かれているように、彼女や旧友、ビジネスパートナーたちをあっさり切り捨てるといった尊大で冷淡な行為は、サイコパス的性向といわざるを得ませんが周囲の人々に過大な悪影響を及ぼしていたといえます。

カリスマ性が高い人は、芸能人にも多いです。

アイドル業界をはじめとする芸能界は熾烈な競争社会ですから、そこで勝ち抜いてトップアイドルになる人はサイコパス的性向をもっている可能性が高いはずです。まさにカリスマ的アイドルとして君臨しファンを魅了しています。

ほかにもプロアスリートとして人気を博す人々、オリンピックのメダリストたちは、宗教の教祖くらいのカリスマ性をもつ人たちも多く、彼らも同時にサイコパス的性向をプラスに発揮していると思います。現代でいうと、人気ユーチューバーもそういう素質をもっているかもしれません。

それらに興味を示し、日々クローズアップしたり、叩いたりしているのがジャーナリストやマスコミ関係者ですが、まさにサイコパスが多いとされる仕事人同士が日々戦っているようなものだともいえます。

しかし、これらサイコパス的性向をもち成功している人気者が将来、権力を握った途端に豹変して、国家や世界に大きな損害を与えるような可能性がないとはいえません。こういう人のなかで、自分が信じる宗教やイデオロギーの原理主義を堅持し、考えを曲げずに配下の人たちを従属させ、権力のおもむくままに国家のトップになっていく者がいるといずれ独裁者になる可能性があるため、気をつける必要があります。

［第４章］

会社、友人、家族……あなたのすぐそばにもサイコパスは存在する

身近に存在するマイナス資質をもつサイコパス

世のなかにはいろいろなタイプのサイコパスがいます。学校にやたらと言いがかりをつけてくるモンスターペアレント、大学のサークルなどのなかで紅一点のアイドル的存在となり、そこにいる男性同士の関係性をギクシャクさせるような行動に出るサークルクラッシャー、ターゲットにした相手に対して執拗に非難し続け、その物言いを拡散してネット上で炎上させようとするネットサイコパスなど、少し考えるだけでも日常生活のいろいろな場面でサイコパス的な人と出会っているはずです。

私の経験を含め、身近に潜んでいるサイコパス的要素をもった人のさまざまなエピソードを紹介していきます。おそらく読者の皆さんも身近に感じるエピソードがあるはずです。またこれまでは少し嫌な人だと思っていた人が、実はサイコパスである可能性があり、ごく身近に存在しているということを知ってほしいと思います。エピソードに出てくる人物はすべて仮名です。

叱責の度を越え、罵倒してくる直属の上司

〈32歳・リース会社社員・塚田さんのエピソード〉

塚田さんの上司であるA課長は、感情の起伏がとても激しい人です。さっきまで笑っていたかと思うと、突然部下のところへ来て、

「なんだ、この資料は。まったくできてない！　やり直し！」

と大きな声で怒鳴って、デスクに資料を叩きつけていくのです。

「そんなに怒鳴ることなのかな？　そんなにダメな資料かな？」

と釈然としないことが多いのですが、上司だから仕方がないと思って、作り直してまた持っていきます。

たまに、

「おい、ちょっとこれ見てくれ」

と呼びつけ、課長が作った企画書を見せられ、感想を述べろと言われます。塚田さんは自分が作ったほうがましだと思うこともありますが、

「いいと思います。とても噛み砕いてあって分かりやすいと思います」

と嘘であっても言っています。

「そうか、分かった」

と言われ、それから数日後、また塚田さんのもとへ、

「おい、何なんだよ。おまえ、部長の前で恥かいたじゃないか。おまえに確認してもらっていいと言うから部長に提出したんだよ。『君、これじゃ全然ダメだよ』と言われたじゃないか」

塚田さんはA課長の言っていることが理解できません。しかも、

「俺は別の案件があるから、これおまえが直しておけ」

と押し付けられます。

さらに以前全然ダメと言われた資料が部長に提出されていて、先ほど直して提出したものがゴミ箱に捨てられていたということもありました。

塚田さんはストレスが溜まるし、怒鳴られるというのは気持ちのいいものではないため、まともに課長の相手をするのをやめました。

塚田さんは比較的、気にしないほうなのでよかったものの、以前かなり追い込まれて、辞めていった人が何人もいたそうです。

このように怒鳴り散らしたり、アメとムチで他人を操ろうとしたり、何か自分の失策があると、部下に責任転嫁してくるような直属の上司に心当たりがある人もいると思います。彼らは『クラッシャー上司』ともいわれます。クラッシャーですから部下を潰し続けるのです。その発言は断定的で、否定的というのが特徴です。ムチには愛がありません。

また外面はよく、異様に楽天的で、横から入ってきて話をこじらせたり、「君子は豹変す」とばかりに、朝令暮改で発言がコロコロ変わるようなタイプもいます。このタイプは周囲を振り回しますが、クラッシャー上司よりはいくぶんか精神的な悪影響は少ないかもしれません。しかし、いずれにせよ部下が被害を受ける点では同じです。

こういうサイコパスは、自分に利益があると思えば連日徹夜も辞さないほどの忍耐力を発揮します。管理をすることが大好きでリクルーティングもうまかったり判断も早かったりするので、上役からは能力的に認められている場合も多いのです。

上司がこのような人だと、部下の仕事のモチベーションが極度に低下することはもちろんです。そして部下が離職するだけでなく、精神疾患を発症したり、最悪の場合は自殺につながるなども十分あり得ます。

ほかにも困った上司はさまざまです。ヒラメの目が上についているように、上役の顔色ばかり見ているヒラメ上司がいます。上にいい顔、下に高圧的なヒラメ上司にも要注意です。このタイプも部下に対しては罵倒し続けたり、「おまえのためにやっているんだ」というおためごかしばかりの人が多いのです。恩を着せるような物言いをしますが、実は自分の成果を上げるためなのです。

人の手柄を自分の手柄にする先輩

〈26歳・広告代理店社員・中山さんのエピソード〉

中山さんの先輩のBはクライアントからの信頼も厚く、プレゼンテーションは誰もが認める優れたシナリオと語り口でずば抜けており、数々の企画を通してきた女性です。

そんなBが、あるとき、

「一緒に新しい企画を立ち上げよう」

と中山さんに声を掛けました。中山さんは尊敬する先輩からの申し出をとてもうれしく光栄に思いました。

そして、Bは中山さんに、

「私がバックアップするから、まず企画の素案を作ってみて」

と言いました。彼女は中山さんを企画の責任者にしてクライアントに売り込んであげるとも言い、盛り立ててくれるとも言ってくれました。

そして、中山さんは新たな企画素案を作るべく、1週間くらい寝るのも惜しんで仕事に取り組みました。締め切りの前日、徹夜して企画書を仕上げ、翌日Bに提出しました。

Bは、

「よくできているわ」

と高く評価してくれ、

「でも、いくつか訂正する点があるから、私に元のデータをちょうだい」

と言って、企画書を引き取ったのです。

それから1週間ほど経っても、中山さんの元にはそのあとの連絡がないため、中山さんはBのところへ行って、

「例の企画の件はどうなりましたか」

とたずねると、

「あぁ、一昨日、先方にプレゼンテーションに行ってきたわ。昨日連絡があって、企画は通過したわよ」

と言うのです。

中山さんが、

「なぜ、私に連絡いただけなかったのですか？」

と聞くと、Bから、

「なんで、あなたに連絡する必要があるの？　私のクライアントよ」

という返事が返ってきたのです。

「だって、Bさん、私を売り出してくださるとおっしゃったじゃないですか」

と言うと、

「何言ってるのよ。私が信頼されているからあの企画は通ったのよ。ずいぶんな自信家ね」

と返されました。そのあと中山さんは言葉が出ませんでした。

あとでプレゼンテーションに付き添ったという同僚に聞くと、自分が作った企画書をそのまま使っていたそうです。中山さんは憤慨してそのことをほかの社員に話すと、

「あぁ、またやったな。そうやって仕事ができると思った後輩に企画を考えさせて、自分の手柄にしてきたんだよ、彼女は」

と言うのです。

このようにうまく人を利用して自分の手柄にするというのも、サイコパスに多い手口です。普通の人では気が引けるようなことに対しても、まったく罪悪感がありません。人の企画を横取りしても、それについて何も感じないのがサイコパスたるゆえんです。このような先輩には要注意です。

社内に怪文書を流し、同僚を陥れようとした男

〈33歳・大手企業社員・佐藤さんのエピソード〉

佐藤さんと同僚Cは入社以来、互いに励まし合って仕事に取り組んできた仲でした。二人とも仕事は順調でしたが、佐藤さんは出世コースといわれる主要地域の営業所の所長に抜擢され、先に出世の流れをつかんだのです。周囲のみんなが祝福してくれ、もちろん誰よりもCがいちばん喜んでくれました。

それから佐藤さんは、忙しさのなかにいながらとてもやりがいのある日々を送っていました。

そんなある日、佐藤さんは周囲の人間や本社の上司の接し方に違和感を覚えました。そして突然本社の人事部長から呼び出しがあったのです。人事部長と営業所の数人あてに、佐藤さんが以前の部下の女性と不倫関係になり、子どもを妊娠させ中絶させたという怪文書が送られていたというのです。その部下は、確かに本社にいる間に理由もなく退社していました。その状況は気になっていましたが、まったく心当たりがありません。人事部長

に事実無根であるということを訴え、調査会社に依頼して調べてもらうことにしました。その結果、なんとその怪文書を流していたのはCだということが発覚したのです。また退職した元部下の女性は、Cと結婚の約束をしていたのに婚約を破棄され、辞めたということが分かりました。佐藤さんは親友だと思っていた同僚からそんなことを一度も聞いたことがありません。佐藤さんがCを問い詰めると、元部下の女性が退職した嘘の理由をでっちあげていたことが分かったのです。そして彼は佐藤さんに対して平然とした様子で、

「おまえなんてもともと友達だとは思っていなかった。出世の邪魔だとずっと思ってたよ」

と言い放ちました。Cは、何かにつけて自分より先んじていた佐藤さんのことを入社以来ずっと妬んでいたらしいのです。

そんなことはおくびにも出さず、むしろいろいろと相談に乗ってくれて頼りになる奴だと思っていました。それから佐藤さんはしばらく人間不信になりました。その後、Cは何食わぬ顔をして、ほかの会社へ転職していきました。

能力はありますがコンプレックスが強く嫉妬心が強いため、周囲の人間が成功すると陥れる行動に出る、厄介なサイコパスです。通常は、自分がやったことがバレたら少しは後ろめたい気持ちになるはずですが、サイコパスの場合は、「何が悪いのか」と平然としていることが多いです。

残業まで付き合って指導をしたらセクハラ・パワハラを訴えた部下

〈43歳・システム会社社員・浜田さんのエピソード〉

派遣社員Dは、よく気がつき、気立てもよく仕事の勘所もわきまえている女性でした。出社初日からテキパキと仕事をし、上司にいろいろと積極的に質問をする向上心の高い人で、彼女ならいい仕事をしてくれるだろうと浜田さんは思っていました。Dを育てようと、ハードルの高い案件もなるべく彼女に任せるようにしました。時には残業までして生え抜きの社員よりも頑張ってくれることもあったため、浜田さんは残業にも付き合って、いろいろとプライベートな相談にも乗るようにもなっていました。浜田さんは日頃の仕事に取り組む姿勢やDの性格などを考慮して、このまま正社員になってもらいたいくらいだと思っていました。

半年くらい経ったある週明けの月曜日、浜田さんは人事部から呼び出されました。Dが浜田さんからセクハラとパワハラを受けたと訴えているということでした。

「えっ？」

と耳を疑いました。浜田さんは彼女に問いただそうとしましたが、契約を切りたいと派遣会社から人事部に連絡が入っていて、Dはもうすでに辞めていたのです。

事の真相はどうあれ浜田さんは会社に迷惑をかけたということで、降格、減給、さらに異動をさせられました。

浜田さんはDが自分に対し恨みなどあるはずがないと思っていました。しかし当の派遣会社と付き合いがあるという友人にこの一件について聞いたところ、ほかの派遣先でも何度か同じようなことを起こしていたことが分かったのです。

平然と嘘をついたり、他人の失敗を喜んだり、面白がって悪戯をしたりするサイコパスは面倒です。対象となった被害者は大変ですが、ほかの人たちは、彼、彼女が行っているひどい行為に気づかない場合もあります。表面上はとても仕事ができたり、感じが良かったりするためです。こういうタイプのサイコパスは、人のことなど考えずに自分の欲求を満たすためだけに対象者を潰しにかかることがあるのです。

何かというとケチをつけてくる会社のお局さま

〈28歳・メーカー社員・山内さんのエピソード〉

山内さんの会社にいる40代後半の女性、E係長は周りから「お局さま」と言われていました。古くから活躍してきた人で、上司も皆、彼女に対して気を使っています。

係長は気難しくて、プライドが高く、嫉妬深いというのがほかの先輩たちのもっぱらの評判です。

「新しく入った人にはいろいろチェックしてくるから、君も気をつけたほうがいいよ」

ある先輩から山内さんはそのように言われましたが、案の定目をつけられてしまいました。

あるとき、ある男性社員と山内さんが談笑していたところ、係長が通りかかりました。

その後、山内さんは彼女に呼びつけられて、

「なにハニートラップかけてるのよ、いやらしい！」

と言いがかりをつけられたのです。

またあるときは、E係長から引き継いだお客さまが来社して、山内さんが良好なコミュニケーションを取り、新たなセールス案件へとつなげることができました。すると係長は、山内さんのやり方にいろいろと難癖をつけてきて、

「私だったら、そんなやり方はしない」

とネチネチと批判してきたのです。

その後、E係長は山内さんのデスクの脇を通ると、わざとぶつかってデスクに飾ってあった花瓶を落として、

「あら、ごめんなさい」

と涼しい顔をして通り過ぎていくというような嫌がらせをすることが増えました。

また自分がなくした営業の資料について、

「あなた、あそこでコピーとっていたじゃない。あなたがなくしたんでしょ」

と山内さんを責め立てたりもしていました。しかし係長がお昼ごはんを食べに行ったお店に忘れていたのを、山内さんの後輩が、

「Eさん、お店に資料を置き忘れてましたよ」

と持ってきたのです。しかし、E係長は悪びれもせずに、

「あら、そうだったの」

とだけ言って、山内さんには一言のお詫びの言葉もなかったのです。


自分の意見がすべて正しく、自分の非を認めないタイプのサイコパスです。何かのきっかけで、対象者が気に入らない行動をすると、あれこれ嫌がらせをしてきます。

他人の失敗に対しては批判するのに、自分の失敗にはまったく無頓着です。多かれ少なかれこういうタイプはいますが、極端であればサイコパスの可能性が高いです。

怒鳴り散らすばかりか、わいせつ行為もしていた教師

〈17歳・高校生・那奈さんのエピソード〉

那奈さんのクラスの担任を務めるF先生は、常に物言いが否定的で、生徒の人格を攻撃していました。返事の仕方一つでも非常に怒ります。

「何度言ったら分かるんだ」が口癖です。ところが職員室にいるときは、ほかの教師たちと和気あいあいと会話を楽しみ、校長先生からの評判も良好でした。F先生が生徒に対してヒステリックに怒っているのを知っている先生もいましたが、見て見ぬふりをしていました。

ある日、学校の帰り道、那奈さんは下校時に涙を流しながら友達にある事件について告白しました。放課後、教室で一人で自習していたときにF先生が現れて、身体を触られたということでした。那奈さんは怖くて声も出せなかったそうです。その後は一人で教室にいないよう気をつけていたら、先生は廊下でのすれ違いざまや職員室に教材を返しに行って出会ったときなどに那奈さんの胸やお尻を触るらしいのです。親にも言えずに黙っていたというのですが、我慢の限界を超えて、友達に話をしたのです。告白を受けた友達は那奈さんを連れてすぐに学校へ戻り、F先生がいないところで教頭先生に訴えました。すると教頭先生の顔が青ざめました。

あとから分かったことですが、Ｆ先生は3年ほど前にもわいせつ行為の疑いで、ある生徒の親から訴えられていたというのです。その一件は示談で済んだことから懲戒免職を免れたまま、彼は何事もなかったかのように教師を続けていたというのです。

しかしさらにこの一件がＰＴＡの耳に入り、学校への抗議が広がり、ほかにも被害を受けた生徒がいることが明らかになりました。そしてＦ先生は結局、学校を辞めることになりました。

最近、このような教師の不祥事のニュースが増えています。こういう教師も「クラッシャー上司」とまったく同じで、自分より弱者である生徒たちには高圧的ですが、校長先生の前では従順である可能性が高いのです。

さらにこの教師の場合は、子どもたちへのわいせつ行為といった、法律に触れるような人道的にも許されないことをしていたわけですから話になりません。

大臣の前では平身低頭だが、下の人間には傍若無人に振る舞う省庁の局長

〈32歳・公務員・武田さんのエピソード〉

国家公務員で中央省庁に勤めていると聞くとエリートで将来が約束されていて、しかも安定した職業で、いつも定時で帰れる仕事だと思っている人も多いかもしれません。しかし、実情はサービス残業の嵐で、休日出勤も厭わず、国会開会前になると徹夜の日々が続くほどです。

武田さんが勤務する局のG局長は立場や権力を振りかざすタイプの人間でした。局長という立場は省庁のなかでもトップクラスのため、武田さんは入庁して間もなかったのでG局長と直に接することはありませんでした。しかし何か命令が下ると局長の下の人間たちに大きな影響を及ぼしていたのです。またG局長は頭の回転が速いため、少しでも部下の動きが遅いと怒鳴り散らします。

部下が最初に指示されたとおりにやっても、G局長の考えがコロコロ変わることは日常茶飯事です。G局長の気分で初めからやり直させることが何度もありました。

特に国会開会の前になると、イライラが最高潮に達します。局長が提出した方針を政務次官や事務次官、あるいは大臣からの意向で変更させられていることが多くストレスが溜まっているのだと思います。常に上に対してはイエスマンでいい顔をして、そのツケはすべて部下たちに回してきます。

権力を笠に着て部下を罵倒する「クラッシャー上司」と同じパターンです。高級官僚で大臣、政務次官や事務次官クラスと直接やり取りができる地位にいる人々は、部下を支配し続ける人が多いのです。省庁の局長クラスのなかには、予算を牛耳り、さまざまな権力を握っているため、企業の経営者や大学教授などを電話一本で呼びつけ叱責するような人もいます。某局長がメディアで取り上げられていた頃、「忖度」という言葉が流行りました。高級官僚のなかには、上へは忖度、下へは罵倒という人がいるのです。

会長の権威を笠に着て、理事会を自分に従わせようとするナンバーツー

〈36歳・団体職員・坂本さんのエピソード〉

H理事は処世術だけで今の地位に上りつめてきたような人です。世渡りだけはずっとうまかったようで、それで生き残ってきたのだと思います。

それに比べると、会長は優しく穏やかで人望が厚い人です。唯一の欠点は、H理事をいつまでも参謀として重用していることです。なぜ、そんな理事を認めているのかというと、会長に関する仕事だけはどれだけ面倒であっても最優先で取り組んでいるからです。ほかの仕事はまったくといってよいほど他人に丸投げで、会長の機嫌を取ってばかりいるので、副会長ほか幹部はH理事のことをあまり良くは思っていませんでしたが、会長が信頼している手前、あまり理事に対して否定的なことは言えなかったのです。

H理事は現場を仕切る執行役員的な立場にいて、部下に対して横柄にふるまい奴隷のように働かせています。部下が作った学会の抄録や資料などにろくに目を通していないにもかかわらず、「ここを直せ」「あそこはダメだ」と細かく指示してきます。会議の議事進行も大好きです。マイクを握ってあれこれ訓示のようなことを話すときにはいきいきとしています。

そしてすべては会長の意向により、学会の運営が最優先事項となっているので、それの邪魔になるような意見は次々に潰していきます。

会長は再来年いっぱいで任期が来て引退することになっています。H理事がその後任を狙って今からいろいろと画策しているのではないかと気が気ではありません。

もしH理事が会長になったら、独裁体制になることは間違いないのです。


こういうタイプは身近に多いので、頭に思い浮かぶ人がいるかもしれません。参謀格がサイコパスだとやっかいです。能力もないのに、トップに取り入り、その威を借りて威張っているような人です。そして参謀格がサイコパスであることを、トップが気づかずに有能な人間だと信じている場合が多くあります。または多少気づいていても自分の片腕として面倒なことについて代わりに対処してくれるので見て見ぬふりをしているのかもしれません。

自分は何もしないのにスタッフには重労働を強いて、さまざまな成果はすべて自分の手柄にして上司に信頼されている社長秘書、議員秘書などもいると思います。

逆に秘書を怒鳴り散らして、その音声を録音されて一時期失脚していた女性議員もいましたが、彼女もサイコパスの典型的なタイプだと考えられます。

親友のようなふりをしていたのに、実はいじめの首謀者だった同級生

〈18歳・高校生・彩さんのエピソード〉

彩さんと友人Iは、高校に入学して同じクラスになってすぐに意気投合し、親友といえるような関係でした。好きな映画、ドラマ、音楽の趣味もピッタリで、一緒にいるといろいろと話が広がってとても楽しい高校生活をスタートすることができました。

二人とも特に部活動をしていなかったので、放課後はいつもお茶をしたり、ウィンドウショッピングをしたりして、帰宅までの時間を過ごしていましたし、週末もよく二人で映画を観に行ったりする仲だったのです。

お互いの将来について考えていること、今、ちょっと悩んでいることなどなんでも話し合える友達でした。2年生になるときにクラス替えがあり、彩さんとIは離れ離れになります。でも、そんなことはまったく問題ありません。

そんなある日、彩さんは体育の時間に体操服に着替えようと思ったら、持ってきたはず

の体操服が入ったかばんがなく周りにも見当たりません。

「あれ、忘れてきたのかな」

と思いましたが、どこにもありません。仕方がないので、体調がすぐれないということにして体育を欠席することにしました。

見学しようと思い、体育館への渡り廊下を歩いていると、なんと自分の体操着の入ったかばんが体育館の脇のゴミ箱に捨ててあったのです。

「なんてひどいことを!」

と思いましたが、彩さんにはそんなことをされる覚えもなく、何が何だか分かりませんでした。それからも、教科書やノートがなくなったと思ったらゴミ捨て場に捨てられていたりといったことが続きました。彩さんはIに泣きながらそのことを話しました。彼女は彩さんを抱きしめて慰めてくれました。そして彩さんはIのすすめで、担任の先生にそのことを話しました。次の日のホームルームの時間にそのことが話題になりました。しかし、その件を知っている人がいるとしても、当然ですが、誰も名乗りを上げません。

そしてさらに次の日、今度は、面と向かって彩さんに、

「あなたってサイテーね」

と、同じクラスの優子が言ってきたのです。彩さんは何が何だか分からないので問いただすと、

「自分の胸に聞いてみなさいよ」

と言うのです。それからクラスのなかで彩さんは孤立状態に置かれました。彩さんはＩにまた相談しました。彼女は慰めてくれて、

「私は味方だよ」

と言ってくれましたが、彩さんは学校へ行くのが嫌になり、翌日は仮病を使って休みました。

夕方、彩さんのことを心配してクラスの美恵が、家を訪ねてきてくれました。

そのとき、美恵が話してくれたことに、彩さんは耳を疑いました。彩さんへのいじめの首謀者はＩだというのです。彼女があるとき、優子たちのグループのところへ来て、

「彩は親友のくせに私が好きな人を奪った」

と話したそうなのです。

Iの好きな人というのは1年生のときにIや彩さんと同じクラスで、2年生になると彩さんとだけ同じクラスになった男の子です。1年のときに二人で、

「健太君ってかっこいいよね」

という話になったことはありましたが、それだけのことでした。そして2年生になってから、彩さんは健太君と二人で下校したことが何度かあったのです。Iはそれをよく思っていませんでした。でもそれだけで彼を奪ったと解釈するとはあまりにも短絡的です。そもそもそれは些細な原因に過ぎず、Iは彩さんに嫉妬していたのです。近しく似たもの同士の彩さんに対して近親憎悪しているような感覚だったのかもしれません。彩さんがIに連絡したところ、

「なんで私を疑うの？　親友として恥ずかしい」

と逆ギレされてしまいました。Iはその後も何食わぬ顔で彩さんに話しかけてきます。悪いことをしたという自覚をまったくもっていないのです。

いじめを行うサイコパスも世のなかにはびこっています。会社の同僚に嫉妬したケース

と少し似ています。仲の良いふりをして、実は対象の人に対して妬ましく感じていて、相手をなんとか貶めようと、周囲の友達にあることないことを言い、いじめを助長する一方で、いつも慰めるということを繰り返すパターンです。かなり親しくしていたのにそんなふうに陥れられたら、いじめ自体はもちろん、そのことがショックで人間不信になってしまうかもしれません。

おためごかしで、いろいろと世話を焼くが、裏では悪い噂を立てていたママ友

〈40歳・主婦・孝子さんのエピソード〉

孝子さんには小学校3年生の娘が一人いました。3月の終わり頃、新築マンションを購入して郊外のこの町に引っ越したのです。ちょうど娘の学年が変わる時期のタイミングでの引っ越しでした。

娘は新しい小学校に初めて通学するときに友達ができるか心配だったようですが、ちょうどクラス替えで皆新しいお友達同士だったようで、すぐに溶け込んでいきました。

5月に最初の保護者会があり、そのときに孝子さんは数人のお母さんたちとともに、お

茶を飲みに行きました。いわゆるママ友のお付き合いの始まりです。孝子さんはあまりそういう付き合いは好きではないのですが、娘が転校したばかりなので、挨拶がてらご一緒しました。

そのなかの一人のママ友Jは、まさしく「ママカースト」の頂点に君臨しているようなタイプの人でした。美人で表向きの愛想はとてもいいのですが、夫の仕事、住まい、ブランド品などについて、いちいちマウンティングしてくるような話し方が気になりました。

「新人は新人らしくいろいろと自分のことを話しなさいよ」

と言われている感じがしたのです。そして帰り際に今度、自分が主催する編み物サークルを始めるから参加するように、と強制するような物言いをし去っていきました。定期的にお茶やランチをすることも多いようで、孝子さんは辟易してしまいました。そして実は7人の集まりのうちほかの2人もあまりよく思っていなかったということが分かりました。この2人の主婦と孝子さんは少しずつこの集まりとは距離を置くことに決めました。

するとJは3人が誘いを断る機会が増えたことに対して、孝子さんに言いがかりをつけてきました。あとからグループに入った孝子さんがほかの2人に余計なことを吹き込んだに違いないというのです。孝子さんはこれからもさらに嫌なことを言われそうだと思いましたが、もう付き合わないと決心したのです。

ママ友のなかには、子どもがいじめに遭わないようにと我慢して付き合っているような場合もあるようですが、もし自分の子どもがそんなことが原因でいじめられるのであれば、転校を検討してもよいのです。精神衛生上良くありませんから、我慢してそのような人と付き合う必要はないのです。

ママ友同士のヒエラルキーもいじめの構図に似ています。新しい土地に転居して、そこに新入りとしてママ友の集まりにいくと、Jのような人がいることも多いです。やたらとマウンティングしてくる一方で、「あなたのため」と言って、あれこれと世話を焼き、そのグループの面倒臭いルールを説明したり、お稽古事やサークルに参加するようにすすめてきて、自分のプライドを満たしているようなタイプです。

相談に乗ってもらった話の内容をすぐに誰にでも漏らす近所の奥さん

〈38歳・西川夫妻のエピソード〉

西川夫妻は、今年待望の新築一戸建てを購入し、この地に引っ越してきました。私鉄沿線の郊外の新しい住宅街の一角です。道を挟んだ向こう側は古くからある住宅街です。

両隣のお宅にはご挨拶をしたのですが、道の向かいのお宅には特に挨拶をしないでいました。しかし、向かいの家なので住人をたびたび見かけます。前のお家には60過ぎくらいのご夫婦が住んでいました。子どもたちはもう独立しているのか夫婦で住んでいたのです。挨拶していないことが気になっていたので、きちんとご挨拶に行きました。そこの奥さんである隣人Kはとても感じが良く、この地域のことをいろいろと教えてくれ、よくお茶をご馳走になるようになりました。

ここまでは良かったのですが、Kは西川夫妻のことをいろいろと詮索してくるようになりました。当たり障りのないことは話していましたが、夫妻の会社のこと、実家のことに始まり、学歴、年収など、とにかく興味が尽きないようで、いろいろなことを聞いてくるのです。西川夫妻はKと付き合うのがだんだん面倒になり、少しずつ距離を置こうとしたところ、彼女は急に冷たくなり始めました。どうやら西川夫妻に対する悪口を言い、事実ではない話も言いふらしていたのです。

以前、妻は相談に乗ってもらった際にここだけの話にしてほしいとKに再婚であることを話してしまったのですが、距離を置き始めた途端、周囲の人に子どもが連れ子だということをしゃべっていたのです。どんどん好き勝手に話を広げてしゃべりまくる虚言癖があるようです。でも、ここで事実ではない噂を流すのをやめてくださいと非難すれば、さらにどんな逆襲をされるか分からないため、西川夫妻はKに出会わないように、出かけるときには、ドアののぞき穴から外の様子を見て、そそくさと玄関を出たりして、とてもストレスが溜まります。

住み心地の良い住まいなので引っ越そうとまでは思いません。なんとかやり過ごしていくしかないのかと思っています。

Kのようにこれまで仲良くしていたにもかかわらず、付き合い方に違和感を覚え距離をとると急に態度が変わる人は多くいます。事実とは異なる話を作り上げ、相手が困る状況を生み出し楽しんでいるという点において、相手の立場や感情を気にしないサイコパス的な性向を働かせているといえます。

近所付き合いのなかでもさまざまなトラブルがあります。一度そこに住んでしまうと、向こうが引っ越すか、こっちが引っ越さない限り、ずっとそこに住むわけですから、嫌な隣人がいるとストレスは溜まる一方です。隣人を選べないのは常です。

結婚を約束したのに、実は自分以外に5人と付き合っていた彼

〈29歳・会社員・奈津子さんのエピソード〉

会社員の奈津子さんには2年前から付き合っていた恋人Lがいました。彼は奈津子さんより5つ年上の雑貨のバイヤーです。スタイリッシュでセンスが良くて、奈津子さんとも好みが合いました。付き合い始めて半年経った頃に彼女は「結婚しよう」とLにプロポーズされました。Lはとてもモテる男だったので、奈津子さんは彼と結婚できるなんてと有頂天になっていました。ところがそれは大きな間違いでした。彼はとんでもない男だった

のです。お店の先輩から噂話は少し聞いていましたが、Ｌは気に入った女性がいると片っ端から手をつけていたというのです。奈津子さんはその状況を信じたくありませんでしたが、そうやっていろいろな女性と付き合っていたことが分かったのです。実は常に複数の女性と付き合っていたようなのです。

あとから分かったことですが、奈津子さんに、

「結婚しよう」

と言ったときにも、Ｌはほかに二人付き合っている人がいたようです。そんななかでなぜ奈津子さんに求婚したかというと、さばさばした性格だったため、あまり嫉妬したりしないような「都合のいい女」に見えたのかもしれません。付き合い始めた頃から、あまり不平不満も言わないし、Ｌの身の回りのことを甲斐甲斐しくやってもいました。

結婚することが正式に決まったとき、奈津子さんの親友にＬを紹介しました。するとそれから3カ月後くらいに、なんと親友にまで手を出していました。共通の友達が二人が手をつないで歩いているのを目撃してしまったのです。奈津子さんは彼を問い詰めました。

そうすると驚くべきことにＬは、

「おまえと親友だけじゃないよ。モテるんだから仕方ないじゃないか」

と開き直り、平然と言い放ったのです。

奈津子さんはもちろん親友も同様にショックを受けました。Lの女癖の悪さを目の当たりにした奈津子さんは彼を責めても無駄だと諦めたのです。


サイコパスの男性のなかには、人当たりが良く女性にモテる人が多いというのをよく聞きます。モテるし行動力があるので、次々と女性と付き合う人もいるようです。ただし、罪悪感がなく、非情な面をもっているため、複数の女性と付き合い、トラブルが起こっても、まったく平然としているような場合があるようです。

SNSでのナンパで複数の女性と逢瀬を重ねるモラハラ旦那

〈36歳・専業主婦・京子さんのエピソード〉

夫Mは高学歴で管理職についていて、非常に能力が高い人間でした。しかしプライドも異常に高く、自分より優れた人に対して常に悪口ばかり言っています。

「あいつは、汚い手を使ったんだ」

と先に出世した同僚をけなします。Mはエリートですが、人一倍コンプレックスが強いのです。

そして京子さんに対しては二言目には、

「なんでおまえはそうバカなんだ」

と言います。京子さんがやったことや言ったことに対して、

「全然違うね」

というのも常套句です。

「俺の稼ぎで食っているくせに文句を言うな」

とも常々言います。

京子さんは夫がいちいち自分の母親と比較するのも嫌に思っていました。そして、自分がいちばん正しいと価値観を押し付けてきて、自分の非を認めないのもいつものことです。イライラしていると家のなかにあるものに八つ当たりをして壊すこともあります。

自分の上司や先輩、友達に京子さんを紹介するときには、

「ほんと、こいつはバカで浅はかなんです」

と人格否定をすることもありました。

そんなあるとき、テーブルの上に置いてある夫のスマホを何気なく見ると、ＳＮＳの画像が映っていました。そのまま置いてあるのもあまりにも無防備なのですが、それは出会い系サイトの画像でした。Ｍが数人とやり取りしている形跡がありました。

京子さんは、

「なんなの、これ」

とＭを問い詰めました。すると彼は平然とした顔をして、

「仕事やおまえからのストレスを解消しているんだ」

と開き直ったのです。

この男性もサイコパス的性向をもった人間だと考えます。普通は妻に女性関係を問いただされた場合、言い訳をしたり、隠そうとしたり、焦ったりすると思うのですが、彼にはそういう態度がまったく感じられません。人に迷惑をかけたり、悲しい思いをさせたりと

いうことに悪びれもせず、なんの感情も湧かないのがサイコパス的性向をもった人の特徴なのです。

赤の他人に怒鳴り散らすクレーマー

〈26歳・アルバイト・千晴さんのエピソード〉

千晴さんの住むエリアのスーパーやカフェには、なにかしら難癖をつけたり怒鳴り散らしたりする困った中年女性Nがいます。警官が出動したり、市役所の職員が駆けつけるところを近くのコーヒーショップでアルバイトをしている千晴さんは何度も目撃していました。

そんな様子を遠巻きに見ていたところ、あるとき千晴さんがバイトをしているコーヒーショップにも現れました。Nは、

「ちょっと、店長呼んで」

が口癖なので、店長もビクビクしています。そして案の定、千晴さんがスプーンをソーサーに置いたときに、

「置き方が乱暴でしょ。それが客に対する態度なの」

などとクレームを言ってきたのです。

「ちょっと、あんたじゃ話にならない」

と店長を呼び出すよう指示されました。

「お店のなかでは、ほかのお客さまにご迷惑ですので、事務所のほうでお聞きします」

と言うと、

「なによ、都合が悪いことを隠蔽しようとしているの」

と怒鳴り散らすのです。

しつこいときには延々30分くらい怒鳴っているのです。反論すれば、さらに怒り続けるので、嵐が過ぎるまで言われるままに罵倒されているだけです。バイトは辞めれば済みますが、商店主やスーパーの社員の方々は簡単に辞めることなどできませんからなんとか対応しなければなりません。


一時期、「暴走老人」という言葉が流行りました。突然、街中で怒鳴り散らしたりする高齢者のことです。超高齢化社会を迎え、年を重ねて、元気で暮らしている人が増えるなかで、このような問題のある高齢者にはどう対処していけばいいのかが話題となりました。しかし、これは老人だけの話ではなく、老若男女問わず当てはまります。スーパー、駅の改札口、電車のなかなど、街中のさまざまな場面で怒鳴り散らしたり、クレームを言い続ける人を見かけることがあります。誰もが世のなかや自分の日常生活に対して不満をもち、未来に対する不安などで、情緒不安定になっているのかもしれません。

ただしそれを表へ出して怒鳴り散らしてしまうような人は、マイナスのサイコパス的性向をもっている人である可能性が高いと思います。ひとしきり怒鳴ると、ケロッとした顔をして、また日常生活のなかに溶け込んでいくのです。時にはとても愛想が良くて笑顔がすてきなのに、何かの拍子でスイッチが入るとものすごいエネルギーで怒りをあらわにする人もいます。

交際していた女性の財力にパラサイトして金を手にした男

〈30歳・不動産管理・香菜さんのエピソード〉

香菜さんの家族は、旧財閥で数々の会社を所有している名門一族です。一族には実業家、代議士、大学教授、医師、弁護士などがいて、香菜さんの父もある会社の役員です。小学校のときから私立の有名大学の付属校に進学し、そのまま大学に進学しました。

その大学のサークルで知り合ったのが、夫の〇です。〇は頭脳明晰で行動力があり、ルックスも良かったため、常に女性から人気がありました。そのさわやかな笑顔に香菜さんもひかれたのでした。そして彼女は〇と約2年交際したあとカナダに留学するため、しばらくの間、遠距離で付き合っていました。夏休みなどには互いにカナダと日本を行き来したりして、交際は続きました。

大学卒業後、〇は商社に入り、香菜さんは銀行に勤めました。それから2年働いたのち二人は婚約しました。

香菜さんは自分の両親に〇を会わせました。母は彼の容姿と感じの良さにすっかり〇を気に入りましたが、父はどこか気に入らない様子でした。すぐに婚約は早計だと言ったそうです。男親だから娘の結婚に反対するのは仕方がない、時が解決してくれると香菜さんは考えました。

それから半年が過ぎた頃、香菜さんは○の悪い噂を父の秘書から聞かされます。実は、父は○の様子や言動に何か腑に落ちない点があったようで、調査会社に依頼して身辺調査をしていたのです。小学校時代から高校時代まで常にいじめを行っていたこと、大学時代には裕福な家庭の女性数人と付き合い、借金をしたり妊娠させてしまったことがあるなど、にわかに信じがたいことを香菜さんは聞かされました。金が手に入らなくなった瞬間、女性とは別れるというのを繰り返していたというのです。でも、○は香菜さんに優しく尽くしてくれたため、彼女はなんとしても○と結婚したいという気持ちが強くなりました。父は当然、猛烈に結婚には反対しています。

そんなある日、香菜さんは○から海外の大学に留学して勉強をし直したいのでついてきてくれないかともちかけられます。父が結婚に反対している現状をこのままでは打開できないと考え、駆け落ち同然で海外に行ってしまったのです。

それから半年が過ぎ、留学先で○は学生生活を送っていましたが、仕事を見つけようともせず、大学の授業料や生活にかかる費用はすべて香菜さんに頼り切っていました。香菜さんが親から与えられていた不動産の収入でやりくりしながら暮らしていたのです。そして香菜さんが少しでも不満を口に出すと、○は「おまえのほうが金をもってるんだから当たり前だろう。足りないなら、おまえの親からもらってこいよ」と言う始末です。香菜さんは彼への不満は溜まっていく一方でしたが、駆け落ち同然で海外に来てしまったため簡単に日本には戻れないと悩んでいるのでした。

○の所業はまさにサイコパスのものといえると思います。香菜さんをはじめ、裕福な家庭の女性に目をつけ、寄生して自分は楽をするということを繰り返しているのです。女性側の財力をあてにして、金が手に入らなくなれば切り捨てて次の女性にいくというまともな人間はできないようなことを平然とできてしまうのです。女性を自分が楽をして生きるためのただの道具としてしか扱わない、まさに人の痛みが分からないサイコパスなのです。

平気で嘘をつき、大きな損害を与えても罪の意識のかけらもない経営コンサルタント

最後に、私自身の経験について述べていきます。

私は医療法人を経営していますが、ある経営コンサルタントの行動で甚大な金銭的被害に遭いました。サイコパスに興味をもち、その資質を検証して、世のなかの人の役に立つ本を出版したいと思ったきっかけでもある出来事です。

私は彼の能力を信頼してすべてを任せていました。彼とは20年ほど前に知り合い、私は彼が有能であることを知っていましたので、再会した5年ほど前から経営面の仕事を任せていたのです。実際、交渉事もうまく、M&Aもどんどん決めてきましたので、私は信じ切っていました。能力はあるし、人を信じさせることにも長けていたのだと思います。つまり騙すのがうまかったのです。その間、時には彼の悪い噂が耳に入ってきたり、知人から彼の行動について忠告を受けたこともありました。しかし、それでも私は彼を信じていたのです。

そんなあるとき、取引先のある知人からの連絡で、彼が作った会社に私の法人のお金を

勝手に振り込んでいるのが発覚したのです。そこですぐに呼び出して問い詰めると何の謝罪の言葉もなく、むしろ自分は悪くないと弁明を始めたのです。

「申し訳ない」という一言もありません。

人の金を騙し取ったわけですが、まったく悪びれる様子がありません。それどころか金がそこにあったから私が動かしてあげたという態度でした。

正直、私は怒りもありましたが、それよりも、彼のその態度に大きなショックを受けました。自分はこんな人間をずっと信じてきたのかと思うと情けなくなりました。

私はそういう目に遭ったわけですが、この件については人生の勉強をさせてもらったと思うことにしました。この一件で、私は世のなかにこういうタイプの人間がいることを知ることができたのだから、それも勉強だ。少なからず同じような被害に遭っているであろう人々のために何か伝えていかなければならないと思ったのです。

私のように医師でありながら病院の院長などの役職に就いている人間の場合、経営についてあまり詳しくないことがあると思います。そんなときには、経営コンサルタントなどに助言を仰ぐこともあります。ですが、そこにつけ込んで悪さをする人間がいるということとを知って、十分に気をつける必要があります。彼らはずる賢いので見事に騙されてしまうことも多いのです。

彼は今でも次々と人を騙し、会社を作り、金を横流しにしているという噂を耳にするのです。

私はこの事件をきっかけにサイコパスについて興味をもちました。そしてサイコパスについて深く研究するうちに、実に人類にとって有害なサイコパスがいることが分かったのです。場合によっては人類を滅ぼしかねません。この話に出てくるような人は、一見すると優秀で魅力的な人に見えますが、良心も倫理観もなく、まるで人に化けた爬虫類のようだと私は思っています。このようなサイコパスに我々人類は騙されないようにしていかねばならないと気づかされた事件だったのです。

［第5章］

トラブルに巻き込まれる前に……
サイコパスから身を守る方法

身近な人がサイコパスかもしれないと感じたら

日常生活でマイナスなサイコパス的性向を明らかに出している人、あるいはサイコパスかもしれないという疑わしい人と出会ったら、自らに危険が及ぶ前に対処しなければなりません。

あまり神経質になる必要はないと思うのですが、日常のなかで少し意識してみるとサイコパスの存在に気づくことができると思います。正確にいうとサイコパス的な性向をもっている人というほうがいいかもしれません。

今まで、サイコパスという言葉や概念を知らなかった人は、意識できなかったと思いますが、サイコパスという言葉や概念を知れば、少しは意識できるようになり、身の回りに目を向け、自分に悪影響を及ぼすサイコパスに気をつけるようになると思います。

サイコパスばかりを意識していると、常に人を疑っているみたいで殺伐とした気持ちになり嫌だと思う人がいるかもしれません。しかし、自己防衛をするのに越したことはないのです。

サイコパスの定義は精神医学の分野でもまだ明らかになっていない部分があります。また、その対象者が医学診断上ではサイコパスではないとしても、こちらが日常生活でいろいろと迷惑を被るのは避けたいですから、あくまでも自己判断でいいので、サイコパスと思われる人には気をつけることが大切だと思います。

「この人は常に自分に対して嫌なことばかり言う」とか「この人の行動に付き合うといつもストレスが溜まる」といった程度でもいいのだと思います。

そして自分だけのサイコパスリストを作成するのです。対人日記をつけてみるのもいいかもしれません。その場合は、差し当たって思い浮かぶ、できれば付き合いたくない人をリストアップするだけでいいと思います。あくまでも、あなた自身が精神衛生を保って生活していくためにやるというのが主眼なのです。


現実の人でサイコパス探しをするのはちょっと気が引けるという人は、小説、映画、ドラマの登場人物について「この人はサイコパスなのかな」という感じで見てみると興味深い発見があるかもしれません。サスペンスや組織、家族、医療現場、法廷をテーマにしたものなど、さまざまな小説、映画、ドラマは、常に人間模様を描いています。これらをサンプルにシミュレーションすることも日常生活でのサイコパスへの対処の仕方のヒントになると思います。これからの人生にとって役立つ素養になるかもしれません。

私たちはとにかく日常生活において、サイコパスの被害に遭わないように自分なりの対処法を身につけることが大切なのです。

サイコパスに狙われやすい人とは

サイコパスは、つけ込みやすい性格の人を狙ってきます。困っている人を放っておけないような人、つまり優しくて包容力があるような人です。控え目で我慢強いタイプの人も狙われやすいので要注意です。

一方、狙われにくいタイプは、情に流されずに、自分の考えで行動し、発言力がある人などです。情に流されないタイプは、その人自身もサイコパス的性向をもっているのかもしれません。おそらくサイコパスは、サイコパスを狙いにくいのです。

近寄らない

「この人はサイコパスっぽいな」と思ったらできるだけ関わらないようにするのがいちばんです。自分の感情に正直になって、この人とは価値観が合わない、この人といると不快に感じることが多いなどがある場合は、少しずつ距離を置くべきです。そうやって人間関係の断捨離をするといいと思います。

日常的に付き合わなければいけない上司などの場合には、なかなか難しい問題ですが、離れていくにはどうすればいいのかは考えてみるべきです。会社を辞めるまでいかなくても配置換えをしてもらう、転勤希望を出すなど、きちんと人事部などに相談すればいいと思います。

サイコパスだと分かった人からは逃げるのです。最近ではコンプライアンスが常に重視されていますし、社員に対するさまざまなハラスメントへの対応の充実を図っている組織は増えているはずです。また、ハラスメントに対する駆け込み寺的な相談を受ける部署を作っている組織もあると思います。

どうしても対峙しなければいけないときは感情的にならない

攻撃的なサイコパスには、決して感情的に対応してはいけません。すぐ怒鳴ったり威圧的な態度を取る「クラッシャー上司」には、瞬間湯沸かし器タイプと戦略的に攻めてくるタイプがいます。瞬間湯沸かし器タイプの人に対しては、反論したりせず嵐が去るのを待つしかないかもしれません。ネチネチ戦略的に攻めてくるタイプに対しても、反応して不貞腐れたりするのは相手の思うツボです。

彼らは人格攻撃をしたり、人を傷つけることを平気で言いますが、相手のことをなんとも思っていないただの憂さ晴らしのこともあるのです。あなたは悪くないし、非はないのです。悲観したり、怒られたことに対して反省したりする必要はまったくありません。

事務的に会話する

サイコパスと会話をするときには、自分の意見は入れずに事実だけを伝えることです。

上辺だけの会話をして、あとは傾聴して共感しているふりをすることです。「なるほど、そのとおりですね」と同意します。クレーマーに対するコールセンターの人のようなやり方です。穏やかにマイナスの感情を鎮めて、ゆっくり聞きます。自分のほうが優位な気持ちになって対応すれば、ストレスも少しは軽減されるはずです。

表面的な言葉を鵜呑みにせず孤立させる

サイコパスはビッグマウスで、誇大妄想なのか、話を盛ったり、平気で嘘をついたりすることが多いですから、話は半分に聞いて、「あ～、また言ってる」と思い、受け流すことが大切です。その人のプロフィールや、盛っているであろう話については信じないで、客観的な情報を入手して判断します。

組織のなかでサイコパスがトップになってしまっている場合、注意が必要です。そのまま放置しておくと、組織だけでなく社会にも悪影響を及ぼしかねません。

人間関係はいろいろと複雑ですから、周囲の人の真意を探るのはなかなか難しいかもしれませんが、取り巻きの人のなかには、実はそのリーダーのことを嫌だと思っている人がいるはずです。そういう人を見つけて協力し合ってリーダーを組織やグループから追放するべきです。サイコパスは組織や序列、権威などを大切にしていますので、仲間外れにされたり、嫌われ者のレッテルを貼られたり、相手にされなかったり、影響力が弱まったりするのを嫌がるからです。

「クラッシャー上司」についても同じことがいえます。被害体験が共有できる人と話し合って、ほかの上司や人事部に相談するなどして影響力を弱めることです。なかなか難しいことですが、閉塞感から脱出するには一人で抱え込んでいてはだめです。

同じように思っていたり被害に遭っている人はきっといるはずです。あなたが叱られているのを遠巻きに見てはいても、それを救えずにジレンマを感じている人がいるかもしれないのです。そういう人と協力して作戦会議を開き、対処法を考えるのです。

金銭的なやり取りを決して行ってはならない

サイコパスは金儲けができる環境や相手を探して近寄ってきます。そして頻繁に金銭トラブルを起こし、人をそこに巻き込もうとします。胸襟を開いて全面的に信用するということは絶対に避けるべきです。振り込み詐欺に引っかからないようにするのと同じことです。サイコパスは振り込み詐欺と同様に巧妙に罠を仕掛けてくるのでタチが悪いのです。

1対1は避ける

上司と部下、恋人、同僚、結婚相手、近隣住民などいろいろなパターンがありますが、1対1で対峙しなくてはいけない場合が特に要注意です。DVなどはまさにその典型です。

例えば恋人や結婚相手の場合、サイコパスが疑われる相手の行動に愛想をつかして別れようとすると、恐るべき執着心をあらわにしてストーカーと化すようなことがあるかもしれません。サイコパスは戦略的な場合もあるので、そういう行動を遵法的にしつこくされると対処に迷うはずです。ストレスが溜まり過ぎて、自分がおかしくなってしまいます。

そのような場合は自分一人で抱え込まずに親しい友人に相談したり、心の相談ダイヤルのような然るべきところに相談すべきです。そして相手と会うときには1対1では会わずに複数人で会うようにして、同席する人にもそのサイコパスについて客観的に見てもらい、感じたことを素直に述べてもらうといいと思います。

毒をもって毒を制す

なかにはサイコパスをうまくあしらう猛獣使いのような人がいるかもしれません。そういう人が近くにいれば、その人に頼ってうまく取りなしてもらうのです。サイコパスにうまく対処する人は、その人自身もサイコパスであるかもしれませんが、嫌なサイコパス潰しには、良いサイコパスに活躍してもらうのがいいと思います。

サイコパス上司への対処は、その上司のさらに上役やサイコパス上司の同僚で良識のある人、聞く耳をもっている人に相談するのもいいと思います。良識のある人なら、サイコパス上司のことを快く思っていなくて、やり過ぎな奴だと思っているかもしれません。そういう人に直訴して対策を考えてもらうという手もあります。

しかしこのことを知ったサイコパスが復讐を行う可能性もあり得るので注意が必要です。

自分で考えて行動する

なぜ人はサイコパスに騙されやすいのかというと、人間の脳は自分で判断することが負担で、それを苦痛に感じる「認知的負荷」、人間の行動に対して公正な結果が返ってくると思い込む「公正世界誤謬」、自分のなかに矛盾する認知を同時に抱えて不快感や葛藤をおぼえると解消しようと都合のいい理屈を作り出す「認知的不協和」という3つの特性をもっているからだといわれます。

つまり自分で意思決定を行わないで、信じた人に従っていたほうが楽だからです。

しかしこの考え方は捨ててしまったほうがいいのです。自分を信じさせるサイコパスは、平気で嘘をつくことのできるプロフェッショナルなのだということを忘れてはいけません。そして少しでも疑わしいと感じたら離れていくべきなのです。

サイコパスに理解を促すことは時間の無駄。変えようなんて思わない

「過去と他人は変えられない、未来と自分は変えられる」という言葉がありますが、相手を変えようなどということは所詮無理なのだと割り切ることです。そしてサイコパスにとらわれないで自分のペースで行動するのです。環境が変わり、サイコパスと離れられるときを待つしかありません。「あんなふうにはなりたくないな」と嫌な相手を反面教師にす

ると少しは気が楽になるかもしれません。

「クラッシャー上司」のような人は、小心者で不安や焦燥感があるから部下に対して憂さ晴らしをしているくだらない人間なのかもしれないのです。未成熟で器が小さくてかわいそうな人だと蔑めばいいと思います。そしてつまらないやり取りに巻き込まれないことです。まともに対応しないで「アドバイスありがとうございました！」とお礼を言って、踵を返したら心のなかで舌でも出すのです。それくらいの気持ちをもっていたほうがストレスが溜まらないと思います。所詮人生のなかの一時期の付き合いだと思うのです。あまり深刻にならずに、そんな嫌な人のために自分の時間を費やし生活を乱されるのはもったいないととらえるべきです。

権力を握らせずに同調圧力をうまく使う

成功するサイコパスが存在することは少しも構わないのですが、それがエスカレートして人類にとって悪影響を及ぼすような所業を働きそうな人間には権力を握らせたくないと思います。そうならないためには、一人ひとりがサイコパスに対するリテラシーをもつことが大切なのです。リテラシーをもってサイコパスを監視し、サイコパスに権力を握らせないのです。日頃から権力者や上に立つ人たちを観察するべきだと思います。

心理学者のフロイトは、「良心」とは社会が個人に対して強制する規範（ルール）と言いましたが、同調圧力は良いほうにも悪いほうにも転びます。

日本は同調圧力が強い国といわれています。隣組のような制度をうまく活用して、お互いを気にかけることは悪いことではありません。今のコロナ禍で皆が規則を守り、マスクをしているのも日本人のすばらしさだと思います。しかしこれが一転して監視の目になるということもあり得るのです。一時期、新型コロナウイルスが拡大した時期に「マスク警察」という言葉も流行りましたが、そういう人が権力にうまい具合に利用されて密告など間違った方向へ進むと、権力が人々をコントロールすることになります。独裁者を生み出してきた国家は有史以来、皆そうなのです。ナチスもそうでした。ナチスの力を強固にしたのは同調圧力を「ナチス的良心」として尊重したからです。戦時中に声高に「戦争反対」などと唱えたら非国民として特高警察や憲兵に逮捕されてしまいました。このような無意識による同調圧力がいつの間にか醸成されてしまい、国家管理のために利用されることがあるので注意をすべきなのです。

反抗力をもつ

これは相当な決心と勇気と覚悟がないとできないことです。もちろん大きな代償を払わなければならないことにもなります。ただしそういう気持ちを心のなかで常に沸々とさせていることは大切だと思っています。そして少しでも声を上げられる機会があったら、声を上げるのです。一人の声など無力だなどとは決して思わないことです。しかし、ヒステリックにならずにあくまでも冷静に行う必要があります。

サイコパスとの戦い

また過激な意見ではありますが、サイコパスであるかを見極めるために入学試験や就職試験でMRI検査によって扁桃体を調べるべきだという人がいます。これは人道的な問題もあるため簡単に導入を決めるべきではありませんが、私は身長体重を測るのと同じで絶対に検査が必要だと思っています。決して人を差別するのではなく、もともと良心をもっていない脳の特徴を本人も周囲も認識することができるからです。

ただし遺伝子のゲノム解析により数々の病気が分かり、将来の病気も分かって予防につなげられるような時代であることも確かです。その人が主張するのは個人の機密情報として、例えば人事部だけが管理するなどといった方法を考えて、もし検査によって脳機能の障害としてのサイコパス的性向が見つかれば、その人に適した部署や役職へ配属するなどの配慮ができるということです。そして、それは社会や会社にとっても利益につながるとの主張です。

この意見がそのまま実現するかどうかは別にしても、産業医や臨床心理士が随時、サイコパスと思われる当人と、周囲で被害を受けている人のケアをきちんと行い、どちらに対しても「駆け込み寺」のような場を作るべきだと思います。

脳機能の障害を伴うサイコパスについては、残念ながら今のところ確固たる治療法は確立していません。もちろん今後、治療法が生まれ、脳の機能に支障があるサイコパスの人々が治る日が来ることを望み祈っています。

成功している人がもつプラスのサイコパス的性向が世のなかに対し貢献していることは

事実なのです。これからの世のなかでは、サイコパスにはプラスの性向をうまく活かしてもらい、サイコパスではない人々との共存の道を考えていくことが大切なのではないかと思います。

社会や組織、国家のトップがサイコパスの場合、我々は何もできないと諦めてはいけません。

民主主義の社会においては、どれか一つの思考、思想、宗教などが正しいという考えを捨てることが必要です。多様性こそが民主主義のすばらしさだと私は思うのです。昔、ヨーロッパの哲学者で「私はあなたの意見には反対だ。だがあなたがそれを主張する権利は命をかけて守る」と言った人がいます。まさにこの発言は民主主義の根幹だと私は思います。またユダヤ人の社会では、全員一致となった案は否決されるといいます。それは反対意見が一つもないのはおかしいという理由で発案者やリーダーの暴走を止めるためなのです。弁証法的な考え方も多様性にとっては重要だと私は考えます。すべての人にその人なりの考え、行動する自由があるということを認める社会にすることが重要です。その考えをもった人たちで、トップに君臨するサイコパスについて議論し、ともに声を上げることも時には必要だと考えます。

中国『三国志演義』のなかに、世を治めていた董卓《とうたく》は自分の権力を振りかざし好き放題していましたが、側近の呂布《りょふ》に暗殺されるという話が出てきます。このようにサイコパスが勢力を伸ばし、暴挙に出た場合には、極論になりますが、暗殺されるのも致し方ないと私は考えます。

おわりに

サイコパスは、医学的には脳の扁桃体周辺の部位の機能低下によって情緒的なことを感じたり、他人に共感したりすることができないという「疾患」です。一方、幼児期の虐待などのトラウマや人生でのつらい経験から後天的に獲得する「サイコパス的性向」という位置づけの場合もあるようです。

診断基準や脳の撮影など、今ある限りの検査方法を駆使して医学的にサイコパスと明確に診断することはできますが、それでも当てはまらない場合があるかもしれません。そもそもそれらの判定基準は犯罪や反社会的なことを起こす人向けに作られたものであり、性格に近いようなサイコパス的性向については、私たち一人ひとりが判断して評価しなければなりません。そして、「サイコパス的性向」をもっている場合には、同じ人間のなかにも正負の両面が潜んでいます。それがプラス面として出る場合とマイナス面として出る場合があるため、「サイコパスは悪」と一刀両断にはできない面もあります。

私たちの日常生活において害悪を及ぼすマイナスのサイコパス的性向を出している人に

は早急に対処して回避しなければなりませんが、世のなかで成功しているプラスのサイコパス的性向を出している人は、私たちが生きていくうえで参考にできると思います。

またサイコパスの度合いには個人差もあります。サイコパスはとてもファジーで一言で明確に定義するのはなかなか難しく、一筋縄ではいかないと感じています。とはいうものの日常生活のなかで出会うサイコパス、あるいはサイコパスに類する人たちに対しては厳然と対処していかなくてはなりません。

私がサイコパスにフォーカスして本を書こうと考えたのは、個人的な事件がきっかけでしたが、そのときの「サイコパスは人類の敵」だという思いは今も同じです。

ただし、私が人類の敵だと思っているのは、サイコパス的性向によって、国家を牛耳って国民に害悪を及ぼす独裁者のような人々です。彼らの存在は人類を滅ぼし地球をダメにすると大げさではなく強く思っています。

いつの世にも出現し続けてきた権力者の心に住まうサイコパス的性向は、私たちにはいかんともしがたいものです。しかし、権力者がどんなことを考え、何をしようとしているのかについては、一人ひとりがリテラシーをもち観察していくことが大切だと思います。

それがたとえ独裁者を生み出すことの抑止になるかどうか分からなくても、私たちは考え続けなければいけないと思います。本書がそのための一助となれば幸いです。

最後に本書の執筆にあたってご協力いただいた方々、普段私を支えてくれている妻およびスタッフの一人ひとりに感謝を申し上げます。

松井住仁

松井住仁（まつい じゅうにん）

医療法人社団 成仁会 理事長、長田病院 院長、社会福祉法人 同塵会 理事長。

1947年生まれ。麻布中学校・高等学校、昭和大学薬学部卒業。1977年、昭和大学医学部卒業。1981年、昭和大学医学部大学院（公衆衛生学）修了。

1978年から昭和大学医学部付属病院で第三内科助手として勤務。その他（福）横浜市立社会福祉協議会副会長、（公社）横浜市病院協会副会長、（公社）神奈川県病院協会常任理事、法務省 人権擁護委員、（公社）神奈川県医師会元理事等も歴任。

前著『謙虚力 超一流のリーダーになる条件』『日本治療計画』『〝普通の勤務医〟だった僕が赤字の病院経営を立て直して医療・介護施設グループを設立するまで』（いずれも幻冬舎メディアコンサルティング）。

本書についての
ご意見・ご感想はコチラ

あなたを殺すサイコパス

二〇二二年六月三〇日 第一刷発行

著　者　松井住仁
発行人　久保田貴幸
発行元　株式会社 幻冬舎メディアコンサルティング
〒一五一-〇〇五一 東京都渋谷区千駄ヶ谷四-九-七
電話 〇三-五四一一-六四四〇（編集）
発売元　株式会社 幻冬舎
〒一五一-〇〇五一 東京都渋谷区千駄ヶ谷四-九-七
電話 〇三-五四一一-六二二二（営業）
印刷・製本　中央精版印刷株式会社
装　丁　中村文香
装　画　伊藤水月
検印廃止

Printed in Japan ISBN 978-4-344-93867-0 C0036
幻冬舎メディアコンサルティングＨＰ http://www.gentosha-mc.com/